朝日新書
Asahi Shinsho 656

脳から身体を治す

世界のエリートは知っている最高の健康法

久賀谷　亮

朝日新聞出版

はじめに

「脳のリセットボタンを押すような穏やかな治療」（ロサンゼルス・タイムズ紙）

いま世界で、「脳を整える」ことによって、身体の不調を改善させる医療が注目を集めています。

「明らかな問題がみつからないのに、身体の痛みが改善しない」
「十分休んだはずなのに、疲れがなかなか取れない」
「病院で薬をもらっても、身体の調子がよくならない」

こうした身体の不調に悩まされた経験のある方は、きっと多いのではないでしょうか？

ひと昔前まで、それは原因不明の症状として、効果的な治療を施すことがなかなかできませんでした。

しかし近年、その原因が解明されつつあります。

これらの「痛み」「疲れ」「気持ちの沈み」を感じていたのは、身体ではなく、「脳」だったのです。

こうした症状を改善させるには、「脳を整える」必要があったのです。

そして、これまでよくならなかった症状が、半数以上の方で改善する可能性があるとわかってきています。

私はアメリカ・ロサンゼルスのサウスベイにあるメンタルクリニック「トランスホープ・メディカル」で院長をしています。

アメリカのイェール大学医学部の精神神経科で先端脳科学を研究してきた私も、「脳を整える」治療を取り入れている一人です。

いま、「脳を整える」治療法は、アメリカで大きな進歩を遂げています。そして、大きな反響を呼んでいます。その「うねり」は、ヨーロッパ、アジア、南米にも広がっています。

「脳を整える」治療法の一つは、「TMS（＝経頭蓋磁気刺激）」という機器を取り入れた最先端の医療です。この治療によって、これまで改善されなかった身体の不調に効果があったという例が、数多くみられるようになりました。もう一つ、注目されているのは、マインドフルネスという方法です。こちらも盛んに医療に取り入れられています。

TMS治療やマインドフルネスが世界で注目されている背景には、「脳科学」の進歩も関係しています。身体の不調と、それを感じる脳との関係の一端が、研究によって徐々に明らかになってきたのです。

アメリカやヨーロッパなど、世界中で多くの反響があった脳を整える「TMS治療」とは、どんな治療か。その治療法にはどのような効果があるのか、「痛み」を例に簡単に紹介しましょう。

身体の「痛み」については、それを感知する脳に変化が起きています。継続する痛みによって脳のある部分がバランスを崩し、「痛み」を引き起こしていたのです。

TMS治療では、バランスが崩れている脳の場所を整えます。磁気により、過剰に活性化した脳の働きを鎮めるのです。それによって、身体の「痛み」が改善されるという仕組みです。

痛みが続くことで、いわば「変貌した脳」を、バランスのよい脳に戻すのがTMS治療の目的です。つまり、痛みを身体だけの問題にするのではなく、それを感知する「脳」の役割も含めて考えるのが、世界の先端医療なのです。

TMS治療は最初、「うつ病」に対して、その効果が確立されてきました。
それがいま、多くの身体の症状について、効果（または効果がありうる）が確認されています。その症状は、
痛み、疲労、耳鳴り、不眠、肥満、過食、拒食、片頭痛、認知症、不安、依存――

など、年々広がり続けています。

ＴＭＳ治療は、日本では２０１７年にうつ病への認可がおりました。長く待たれたなかでの認可でした。「『脳を整える』って、本当に安全なの？　怖い……」と思ってらっしゃる方もいるかもしれません。

「ＴＭＳ治療についてよくわからない」という読者の方がイメージしやすいように、本書ではＴＭＳ治療によって、身体の不調が改善した患者さんをストーリー形式で描いていきます。

それと同時に、なぜ「脳」が、痛みやうつ病、疲れ、認知症などと関係しているのか。そのメカニズムを「脳科学」の面からも解き明かします。

さらに、マインドフルネスを筆頭に、日ごろから自分一人で実践できる「脳の整え方」「バランスのいい脳のつくり方」についても紹介していきます。

脳は変化させることが可能です。いまは、バランスが崩れていても、それを健康的なものに変えることはできるのです。

身体の不調を改善させるヒントとして、そのきっかけとして、本書を活用していただければと思います。

それでは、「サッキとケン」のストーリーから読んでいきましょう。

東京・原宿。ひょんなきっかけから二人は出会うことになります。

脳から身体を治す

世界のエリートは知っている最高の健康法

目次

第４章　脳から不調を治す　99

第5章　「バランス脳」をつくる習慣　

第6章 一人でできる「脳の育て方」 169

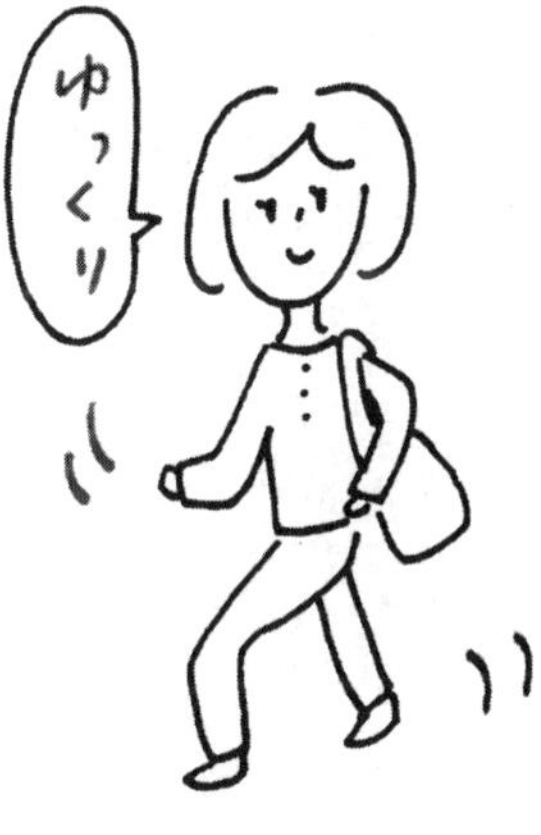

イラスト：ミヤタチカ
図表：朝日新聞メディアプロダクション

本書に登場する「ＴＭＳ」の正式名称は、「ｒＴＭＳ（repetitive Transcranial Magnetic Stimulation＝反復経頭蓋磁気刺激）」です。本書では便宜上、通称の「ＴＭＳ」の表記を使用します。

本書の内容は、個人への医学的アドバイスではなく一般的な情報です。実際の診療については、担当医の診療を受け、アドバイスに従ってください。

本書の中での症例は、診療経験をもとにしておりますが、ある特定の個人とは関係がありません。

著者に、開示すべき利益相反関係にある企業などはありません。

第1章

悪いのは身体ではなく〝脳〟だった

近未来医療をアメリカにみる

そこはあたかも高級スパのような空間だった。

「来てごらん、サツキ」

そのドアに近づくと、ちょうどキツツキが木を叩くかのような音がリズミカルに聞こえる。ドアの先の世界は想像もつかなかった。

部屋の中では女性が、ちょうどパーマをする時のようなヘルメットをかぶっていた。近くにいるスタッフと談笑している。壁にはフラットテレビがかかっており、何かの映画が流れているようだ。

（これって、ヘア・サロン?）

「どうしたサツキ、そんなビックリした顔して。これがＴＭＳさ」

身長１８０センチのケンは、笑顔で私を見下ろした。

キツツキの音はそのヘルメットから出ていて、ヘルメットをかぶっているのは患者さんなのだとわかった。

「彼女は腰の痛みがあるそうだ。いろんな治療が効かなくって、TMS治療を受けることに踏み切ったんだって」

それにしても、なんてカジュアルな治療だろう。ケンには聞いていたが、実物を見て驚いた。

「今、4回目の治療よ。痛み止めも何も効かなかったのが、今は30%ぐらいよくなってる」

治療を施すスタッフの女性が説明してくれる。50代らしき患者さんは、

「そう、この治療で初めて長年の痛みから解放されたわ。続けることでもっと効果が出てくるんじゃないかって期待しているの」

ここはフロリダ州、パームビーチ。

アメリカ人にとって引退後に住む憧れの地。風光明媚《めいび》な自然の中に高級住宅が並び、ゴルフに興じる人たちもみられる。

このクリニックはアーロン・テンドラーという医師が運営するもので、ここパームビーチには同じような治療室を持つクリニックが複数あるらしい。


え？　なぜ日本人の私がこんなところにいるのかって？　そうだ、それをまず説明しないといけない。

私の名前は、長谷川サツキ。25歳。東京出身のOL。アメリカといえばハワイ以外行ったことがないのに、何の因果かここにいる。話せば長いが、この日系人ケンに会ったのがきっかけだ。それもほんの2週間前に。


その日、原宿の表参道を歩いていた私は、母の薬を薬局にもらいに行く途中だった。後ろからの声に振り向くと、長身の男性がにこやかに笑っている。またナンパだろうと

思って、適当に断り、先へ進もうとすると、

「東京初めてなんです。ちょっと、原宿を案内してくれませんか？　自分の母国をもっと知りたくて」

流暢《りゅうちょう》だけど少しアクセントにくせのある日本語が私の注意を引いた。

もちろん外国にルーツのある人は今や珍しくないけど、その声質と優しそうな笑顔がどこか私を動かしたのだろう。何より私は困っている人をほっとけない性分だ。薬局のことは急ぐ必要もないし。

でもそれも、今となっては言い訳で、見事にナンパに引っかかったのだ。

ケンは日本人の母とアメリカ人の父を持ち、初めて日本を訪れたという。母親

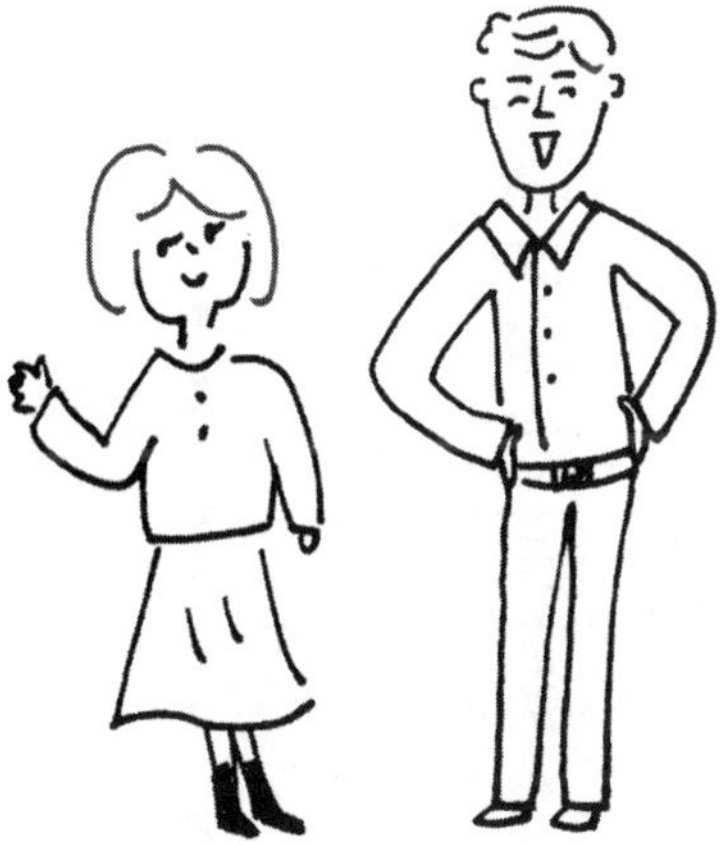

から日本語は学んだものの、実際日本の文化に触れる機会がなく、ついに念願を果たして来日した。

しばらく表参道をぶらぶらした後、明治神宮へと入った。日本的なものすべてに感動するケンが、長く立ち止まったのは「清正井《きよまさのいど》」の前だった。自然の湧き水が出る加藤清正自身が作ったともいわれる井戸だ。ふと見ると、目を閉じて何かもの想いにふけっている。そのきりりとした顔には確かに日本人の血を感じる。

それなりに話は盛り上がったものの、ひとしきり一緒に歩いてから入った喫茶店で、私たちはお別れするはずだった。

「サツキはこれからどこ行くの?」

その質問がきっかけ。言わなければいいのに、私は母の話をしていた。薬局にこれから寄るんだ、と。いや、きっと母のことで私もストレスがたまっていたのだろう。この優しそうな年上の男性に、つい聞いてもらいたくなった。

50代の母は長年、腰痛を患っている。元来働き者で、父との自営を支えてきたが、それが祟《たた》って腰痛が習慣化していった。

それこそ考えられるすべての治療は試したが、痛みは酷《ひど》くなる一方。いつしか仕事もできなくなった。自分の仕事の合間に母を病院へ連れて行ったり、薬を取りに行ったりするのが私の役目になった。どうせ聞いてもらうだけと思っていた話に、ケンは真剣に耳を傾けてくれた。


「サツキ、諦めるのはまだ早いよ」

そこからの話は早かった。彼がアメリカで医師をしていること、私の母のような慢性の痛みに苦しむ人に有効な治療があることを熱心に話してくれた。そして、

「アメリカへ来てみないかい。その治療の実際を見せてあげるよ」

もちろん、そんな彼が詐欺師の可能性もあった。見せてくれた医師免許証だって偽物かもしれない。でもこの何時間かのあいだに、私は彼を信頼していた（ちょっとイケメンなのも手伝った）。そして、母をなんとかしてあげたいという気持ちが背中を押したのだ。

＊

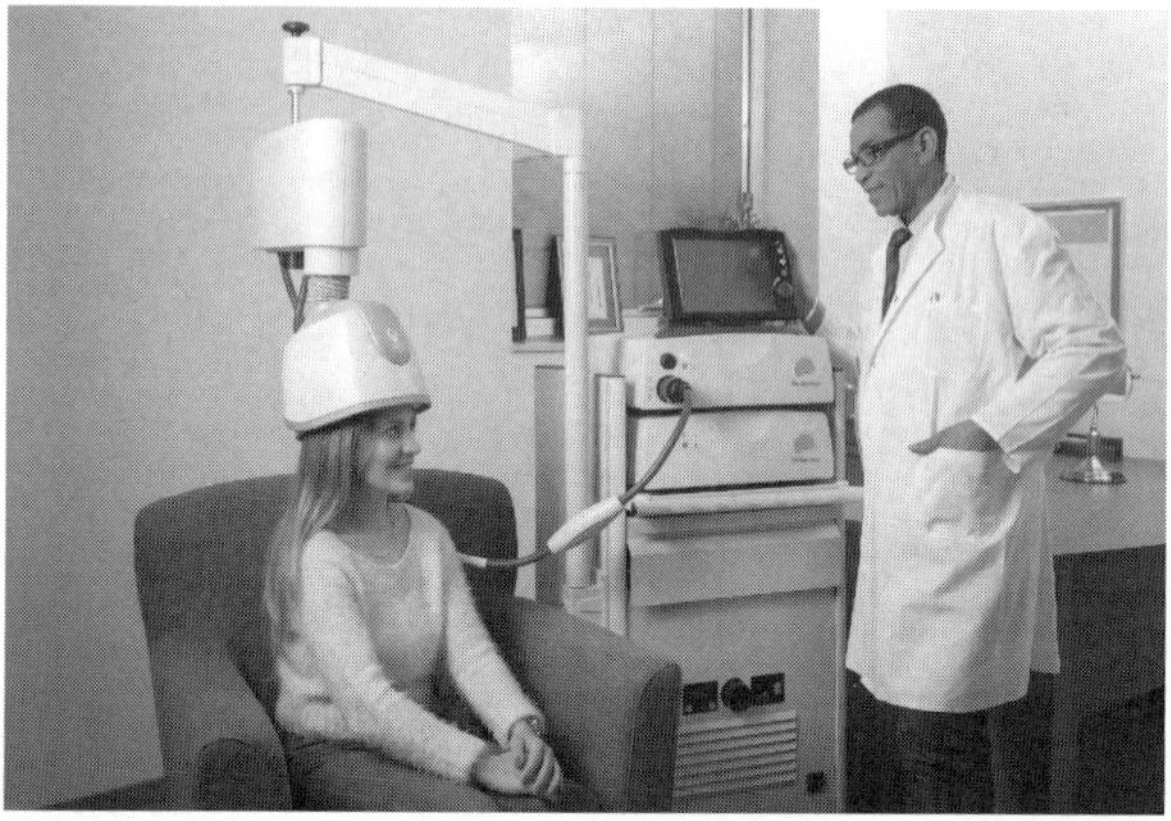

くつろいだ状態で椅子に座り、頭にあてたヘルメットから出る磁気で脳を整えます。1回20分ほどの治療を複数回続けるのが典型的です（写真提供：ブレインズウェイ）。

1時間ほどの治療が終わると、患者さんは何事もなかったかのように家路へとついた。ケンの話によると、TMS（Transcranial Magnetic Stimulation）治療は磁気という安全な原理を使って、脳の特定部分を整える方法という。

磁気といえば磁石のような原理で、身近な医療検査でMRIがある。30分ほど横になって、さまざまな方向から身体の画像を撮影する検査だ。あれと同じ原理の磁気を治療に使うという。

MRIが何十年も使われている

ように磁気の安全性の高さはよく知られている。テクノロジーの進歩は、患者さんにとっては大変負担の少ない治療方法を生み出したのだ。


ケンがテンドラー医師を紹介してくれた。

ニューヨーク州立大学で医学を修めたテンドラー医師は、チューレイン大学での研修医を経て、革新的な医療を実践してきた人物だ。

長身の彼は、ケンによると穏やかな人柄からは想像できない鋭い洞察力を持っているという。現在はTMS治療機器を作る会社「ブレインズウェイ」のチーフ・メディカル・オフィサーに就き、パームビーチでTMSを行う複数のクリニックを運営している。同時に幾多の臨床試験を担い、この治療のさらなる可能性を追求しているという。

クリニックには、カラフルなTMS治療用のヘルメットがいくつも並んでいる。それぞれに、違った脳の回路を整えるコイルが付いている。そのコイルから、脳を刺激するための磁気が出てくる仕組みだ。

腰痛、うつ、疲労、認知症……と、症状によってヘルメットを使い分ける。あたかもボールペンのペン先の色を変えるようで、なんともエレガントだ。

ケンが言った。

「実はこのクリニック、世界の医療の近未来を映し出している。そしてそれは、**『脳を整える医療』**なんだ」

「脳を整える医療？」

「薬」だけでは治らない？

「『脳を整える医療』か……。でも、なぜ身体の痛みに脳が関係あるの？　この治療って、母の腰痛にも効果があるのかしら。でも一つだけわかっていることがあるわ。とにかくお薬とかこれまでの治療では母の痛みはよくならないってことね！」

医療の進歩は、さまざまな病気の克服に貢献してきました。しかし、薬では完全に治りきらない病気があるのも事実です。

痛み、倦怠感《けんたい》、耳鳴り、うつ病、認知症、不眠、肥満、過食、依存症……。さまざまな薬が投与され、症状の改善を図るのですが、薬だけに頼る治療にも限界があるようです。

薬のみでは完治しない症状。その代表例として、「痛み」が挙げられます。

痛みは頻度の高い症状です。元来、痛みを感じることは自分自身の身体を守るために必要なことですが、強く長く続くことで、私たちを苦しめることがあります。

また、もともとの痛みの原因だった場所に問題はないのに、患者さんの症状が改善されない、痛みが緩和されない――。こうした事態に陥ることもあります。器質的に特に悪いところが見られないのに、です。

痛みの症状でもポピュラーな「腰痛」を例にみていきましょう。

腰痛は、一生のうちに84％の人が経験するという海外のデータもあり、世界的にも非常に一般的な症状です。*1 腰痛によって働けなくなったり、治療にお金がかかったりすることによる経済損失は、年間１２００億ドルと見積もられています。*2

日本の場合をみても、厚生労働省による「国民生活基礎調査」では、腰痛の自覚症状は上位を占めます。「国民生活基礎調査」とは、医療、介護、福祉、所得など、日本人の生活の状況を明らかにすることを目的に行われます。2013年の調査では、あらゆる症状のなかで腰痛の有訴者数は、男性で第1位、女性で第2位でした。

また、大規模な疫学的研究で、日本人の腰痛の有病率（ある時点で腰痛を持っている人の割合）は25〜35%とされています。[*3,4,5] 高齢者になると腰痛の頻度がさらに上がり、高齢化社会における大きな問題となっています。[*6]

3カ月あるいは6カ月以上ものあいだ痛みが続く場合を、慢性痛といいます。「はっきりした原因が見られず、痛みが続いている」状態ともいってよいでしょう。「慢性腰痛」の人は、日本の統計によると約7・8%。慢性的な痛みを持つ患者の実に58・6%は腰痛症状なのです。

そのうち70%の方が医療機関を受診しますが、改善率は約20%と低く、約60%は通院を中止。腰痛について、医療は十分に痛みを緩和できていないのが現状です。

当然、薬による治療が頻繁に試みられます。しかし、効果は乏しく、漫然と投与されているケースも多くあります。[*7]

腰痛も含め、その痛みに神経が関わる場合を「神経原性疼痛《とうつう》」と呼びます。[*8]

薬による治療ではそのうち30～40％しか改善が期待できないと言われ、原因が特定できない場合も多くあります。[*9]

つまり、**痛みは頻度が高く、多くは原因が特定しにくく、薬が効きにくく、長期化しやすい**ということなのです。[*10]

副作用に苦しめられることも……

とはいえ、薬が医療の進歩に貢献し、多くの人を救ってきたことは事実です。いくつか実例をみてみましょう。たとえば、感染症。

アメリカのエイブラハム・リンカーン大統領は１８００年代を生きた人ですが、９歳の時に母親を感染症で亡くしています。日本でも１９２０年代までは感染症が死因の１位です。当時、感染症で命を落とすことは不思議でありませんでした。

１９２０年代に、のちにノーベル賞をとるイギリスのアレクサンダー・フレミングが「ペニシリン」を発見し、世界初の抗生物質が登場します。感染症から人々を救う、大きな出来事でした。

今から近いところでは、１９８０年代に話題となったＨＩＶ感染。その後、90年代に抗ウイルス治療が開発されます。ＨＩＶ感染はまだ根治療法が発見されていませんが、91年にＨＩＶ感染を理由にプロバスケットボールＮＢＡを引退したマジック・ジョンソンは、20年以上経つ現在も健在です。

うつ病はどうでしょうか。リンカーンはうつ病に苦しめられていたことが知られています。リンカーンの時代、抗うつ剤という治療薬はなく、当時の記録によると、コカインを治療に用いていたようです。[*11]

もちろん十分な治療にはなりませんでした。その後、抗うつ剤が効果的な治療として登場し、うつ病の緩和に重要な役割を果たしたのはご存知のとおりです。

薬の開発により、医療は進歩してきました。しかし、万能ではありません。薬では改善されない症状があり、逆に副作用に苦しめられることもあります。そのような限界があるのも、医療の現状なのです。

「薬偏重」の落とし穴

患者さんが腰痛治療にかけた医療費のうち薬剤費は13％と、理学療法や入院費に次いで高く[*12]、医療の薬への偏重がうかがわれます。しかし、薬に頼った治療にも、さまざまな弊害が指摘されています。

たとえば、高齢の方の場合、多くの薬を処方されることで、転倒のリスクが上がります[*13]。薬は一般的に口から服用して全身を巡ります。つまり、身体のさまざまなところに作用する可能性があります。

そのため、身体全体が影響を受け、本来の目的ではないところにも作用（副作用）しやすくなります。

メンタルヘルスの領域では、多くの薬を同時に投与する傾向があると言われます。薬は一度使い始めると、量や種類が増えてしまう傾向があります。減らしたり、止《や》めたりすることが簡単ではない場合もあります。

薬以外の治療が限られていることもその一因でしょうが、欧米では薬偏重ではない治療を望む患者さんが増えています。日本でも同じでしょう。

薬は決して万能ではありません。これまでの治療では、治らない症状や副作用で苦しんでいる方たちが多くいる……。医療に新たな視点が求められています。

その「痛み」は脳に原因があった

「サツキ、質問だよ。君の腰が痛いとしよう。じゃ、原因はどこだい?」

「う~ん、それは腰でしょう?」

「そうだね。腰という君の『身体』に原因があるよね。少なくとも痛みが出てきた当初はそうだった。

たとえば、椎間板ヘルニアのように、腰の神経が圧迫されることで、痛みが出ている場合がある。でもね、痛みの原因はそれだけでは収まらないことが、さまざまな研究からわかってきてるんだ」

「つまり、それが『脳』ってこと?」

「そう。治らない身体の症状に、実は『脳』が関係していたんだ」

２０１５年、ＮＨＫが慢性腰痛を取り上げた番組を放送しました。[*14] そのなかで、痛みが長期化するメカニズムに脳が関係することを指摘しています。

そのメカニズムの一つはこうです。

痛みが長く続くと、人は痛みに対して恐怖心や嫌悪感をもちます。そして、「お医者さんの顔」「病院」「Ｘ線写真」などが、痛みと結びつけられます。つまり、お医者さんの顔や病院のことを考えると、あるいはそこへ訪れると、痛みへの恐怖が想起され、痛みが増強する可能性があるのです。

「痛み－恐怖－お医者さんの顔」というように学習してしまうことを「条件付け」といいます。こうした結びつきを学習するのは、「脳」です。

また、「幻肢痛《げんしつう》」と呼ばれる状態があります。脚の切断などにより、すでにない脚に痛みを感じる現象です。

図1｜脳の主な部位

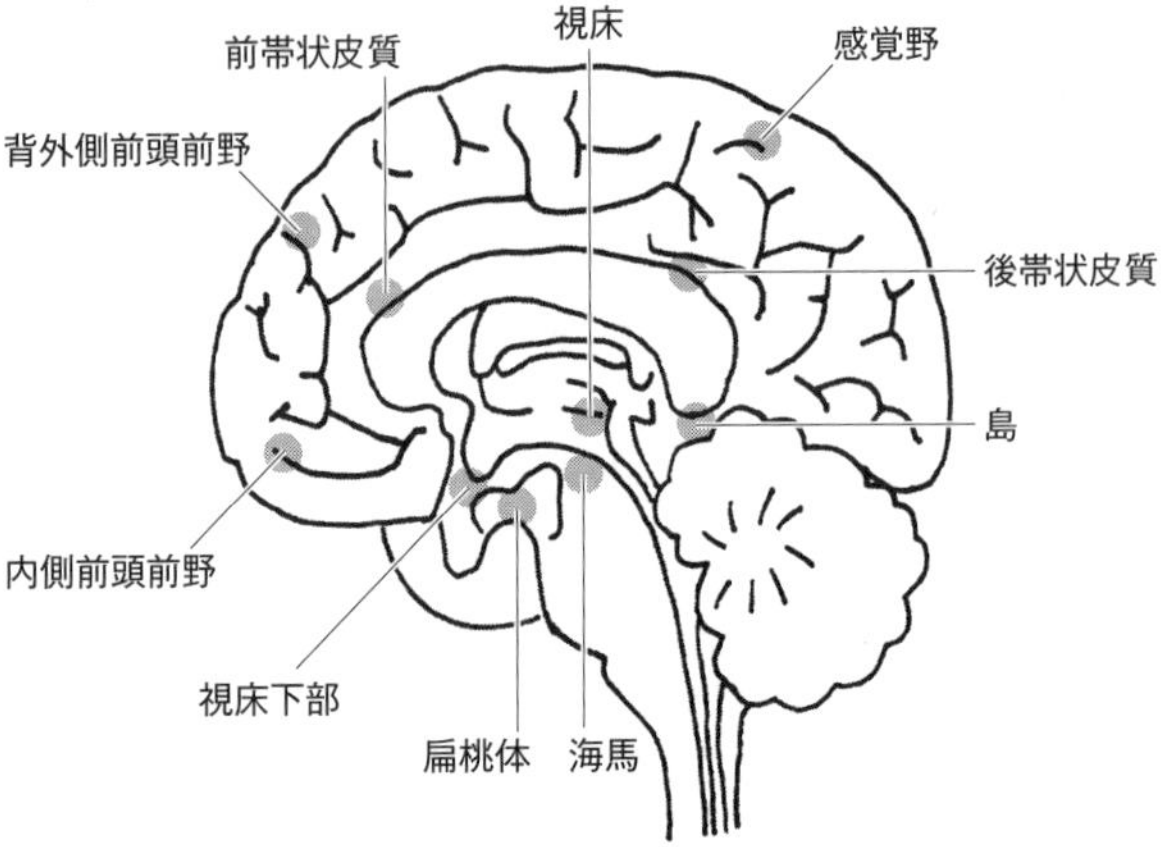

痛みを発していると思われる場所（脚）はもう存在しないのに、です。この幻肢痛では、脳が盛んに反応し、痛みを生み出していることがわかっています。

これも脳が痛みの原因になりうるという例です。

もう少し痛み全般について、みていきましょう。

日本神経治療学会は痛みに対する治療指針を出し、脳の関与について明確に示しています。[*15]「痛そうな」様子を示した映像を健康な人が見ると、感情に関係する脳の前《ぜん》帯《たい》状皮質が活性化します。[*16]

また触られただけで強い痛みを感じるアロデニアという状態の患者さんに、手を筆で触っている映像を見せると、やはり前帯状皮質や内側《ないそく》前頭前野が過剰に活動します。[*17]

これらは、脳が痛みに反応していることを示すものです。

さらには慢性腰痛の人の痛みに、脳の前頭葉が関係している[*18]ことがわかっています。

「不調の改善」＝「脳を整える」

腰痛や神経痛のような「痛み」に限らず、さまざまな病気に脳が関係していることが、近年わかってきています。

つまり「脳を整える」ことで、これまでの医療が十分に治せなかった病気を改善できる可能性があるのです。

「脳を整える」ことで、症状の改善が見込める病気には、以下のようなものがいわれています。

疲労、耳鳴り、不眠、肥満、過食、拒食、片頭痛、認知症および軽度の認知障害（認知症ほどではない記憶の障害）、うつ病、不安、タバコやお酒などの依存、心のトラウマ（心的外傷後ストレス障害あるいはＰＴＳＤと呼ばれる）、線維筋痛症、多発性硬化症、躁《そう》うつ病、強迫性障害（鍵を閉めたか何度も確認するなど）、注意欠陥多動性障害（ＡＤＨＤと呼ばれる注意力の問題）、自閉症、幻聴、パーキンソン病、脳梗塞《こうそく》後のリハビリなど。

薬偏重からくる副作用を最小限にし、十分よくならない「痛み」や「身体の不調」を改善させる。その治療のひとつが、テンドラー医師のクリニックでみられたＴＭＳ治療などの方法なのです。

症例①　疲労感と全身の痛みが改善

ある壮年の女性は、痛みと疲労感に長く悩まされていました。人間関係など長年のストレスが降り積もった結果のようです。

自由を愛する旅行家である彼女は、この病気によって思うように旅ができず日常生活にも影響が出ていました。

ディープTMS治療（第4章参照）により、疲労感については、脳の左前頭葉（背外側前《はいがいそく》頭前野）を刺激し、痛みに対しては運動を司る左右の脳（運動野）を活性化させます。

治療の結果、痛みとだるさの頻度は徐々に軽減し、日常生活が少しずつ改善していきました。再び、好きな旅行へ行くこともできるようになりました。

症例②　脳を整えたことで上がった営業成績

ある男性は、腰痛に悩まされていました。それによって「疲れ」「不眠」「集中力の低下」「うつ」なども引き起こします。

「痛み」について、さまざまな薬を試し、それとともに、マッサージや鍼《はり》なども試みます。しかし、症状は一向によくなりません。

会社の営業担当をしているのですが、これら健康問題が原因で営業成績は伸びません。そのせいで、経済的に逼迫《ひっぱく》し、生活に満足感はなく、苦しい日々が続いていました。

そこで取り組んだのがＴＭＳ治療です。効果は最初の週からみられます。

ＴＭＳにより脳を整えたことで、痛みは和らぎ、かつての元気と集中力、そして持ち前の明るさが戻りました。それが仕事の営業成績にもいい影響を及ぼしました。並行して行ったマインドフルネス（第6章参照）により、心はさらに落ち着き、集中力の向上に役立ちました。

第1章の「まとめ」

治らない病気や症状には、脳が関わっている可能性がある。
薬など既存の治療では的確に脳を整えられない。
さまざまな病気は、脳を整える方法（ＴＭＳ治療など）でさらによくなる可能性がある。

＊1 Cassidy, J. D., Carroll, L. J., & Côté, P. (1998). The Saskatchewan health and back pain survey: the prevalence of low back pain and related disability in Saskatchewan adults. *Spine*, 23 (17),

1860-1866.
＊2 Dagenais, S., Caro, J., & Haldeman, S. (2008). A systematic review of low back pain cost of illness studies in the United States and internationally. *The spine journal*, 8(1), 8-20.
＊3 吉村典子ら「腰痛の疫学――大規模疫学調査ＲＯＡＤから」（日本整形外科学会雑誌、２０１０）
＊4 大谷晃司ら「運動器に関する疫学調査――南会津スタディ第３報　Roland-Morris Disability Questionnaire 日本語版を用いた腰痛による日常生活への支障度の検討」（臨床整形外科、２００９）
＊5 Suka M, et al. The national burden of musculoskeletal pain in Japan: Projections to the year 2055. Clin J Pain 25:313-9, 2009
＊6 井上玄「腰痛の疫学」（高橋和久・編著『日常診療で出会う 腰痛の診かた』中外医学社、２０１２）
＊7 同上
＊8 Nguyen, J. P., Nizard, J., Keravel, Y., & Lefaucheur, J. P. (2011). Invasive brain stimulation for the treatment of neuropathic pain. *Nature Reviews Neurology*, 7(12), 699-709.
＊9 Attal, N., Cruccu, G., Haanpää, M., Hansson, P., Jensen, T. S., Nurmikko, T., ... & Wiffen, P. (2006). EFNS guidelines on pharmacological treatment of neuropathic pain. *European Journal of Neurology*, 13(11), 1153-1169.
＊10 Lefaucheur, J. P., André-Obadia, N., Antal, A., Ayache, S. S., Baeken, C., Benninger, D. H., ... & Devanne, H. (2014). Evidence-based guidelines on the therapeutic use of repetitive

transcranial magnetic stimulation (rTMS). *Clinical Neurophysiology,* 125(11), 2150-2206.

＊11 Shenk, JW. Lincoln's melancholy: How depression challenged a president and fueled his greatness. Mariner Books. 2006

＊12 Dagenais, S., Caro, J., & Haldeman, S. (2008), op. cit., 8-20.

＊13 Gawande, A. Being mortal: medicine and what matters in the end. Metropolitan Books. 2014

＊14 http://www.nhk.or.jp/kenko/nspyotsu/

＊15 日本神経治療学会「標準的神経治療：慢性疼痛」、２０１０

＊16 Ogino, Y., Nemoto, H., Inui, K., Saito, S., Kakigi, R., & Goto, F. (2006). Inner experience of pain: imagination of pain while viewing images showing painful events forms subjective pain representation in human brain. *Cerebral Cortex,* 17(5), 1139-1146.

＊17 Ushida, T., Ikemoto, T., Taniguchi, S., Ishida, K., Murata, Y., Ueda, W., ... & Tani, T. (2005). Virtual pain stimulation of allodynia patients activates cortical representation of pain and emotions: a functional MRI study. *Brain topography,* 18(1), 27-35.

＊18 Baliki, M. N., Geha, P. Y., Jabakhanji, R., Harden, N., Schnitzer, T. J., & Apkarian, A. V. (2008). A preliminary fMRI study of analgesic treatment in chronic back pain and knee osteoarthritis. *Molecular pain,* 4(1), 47.

第2章

いま世界が注目する「脳を整える」方法

なぜ世界の医療は「脳」に注目するのか

私たちはフロリダを飛び立った。

テンドラー医師のクリニックを見たことは、私にとって衝撃だった。アメリカではこんな先端の医療が行われているなんて。何だか母の治療に希望がみえてくる。

ケンとの二人旅は続いた。飛行機の座席で隣同士に座っていると、ほんの数週間前に会った人と旅している自分が信じられなかった。ふと彼の端正な横顔を見る。30代半ばかな。ひょっとして、アメリカに彼女がいたりして……。

「サツキ、時差は大丈夫かい?」

「え? ええ、大丈夫」

「次に行くのは僕の病院のある西海岸だ。アメリカの東から西へ大移動だね。でもきっとお母さんの治療のために参考になる情報がもっと得られると思うよ。

ところで僕は大学時代、脳科学を専攻してたんだ。卒業して製薬会社に入ると、脳に働く薬の研究開発をひとしきりした」

「ふーん。それがどうしてお医者さんになるってことにしたの?」

「うん、そうだね。ちょっと事情があってね」

「『脳を整える医療』って言ったわよね。最近脳とか脳科学の話題ってよく聞くけど、どうしてお医者さんたちも脳に興味を持ち始めたの?」

ケンは、私にもわかるように説明してくれた。

わずか3パウンド(1キロ強)でありながら複雑極まりない脳は、人体の中で最後の未知の領域でした。一方で医療は、脳が多くの健康問題に関係していることに気づいていました。

脳は身体をさまざまな形で調整しています。たとえば緊張すると血圧が上がるのは、緊張という状態をつくり出す脳が全身の血管系へ影響を与えた結果です。

1979年にノーベル医学生理学賞を受賞したアラン・コーマックとゴッドフリー・ハウンズフィールドによるCT（Computed Tomography）スキャンの開発により、技術的に「脳をよりよく見る」ことが可能になってきました。さらに、脳を知る科学、「脳科学」の進歩の恩恵が、医療にも還元され始めます。

最先端科学で深まる「脳」への理解

「脳科学」の進歩には目覚ましいものがあります。

人工知能はもちろん、人間とロボットの接点から広がる可能性「ヒューマン・ロボット・インターフェース」、夢を映像化する画像技術、記憶を補完するコンピューター、脳活動の測定による嘘発見器、細胞レベルの記憶の解明など、テクノロジーと科学の相乗が、これまでになかった世界を私たちに見せてくれています。

レイ・カーツワイルは、著書『How to create a mind』の中で「脳は多数のニューロンが存在し、無数のつながりをつくっている複雑なものと言われているが、そのパターンさえ理解すればそんなに複雑なものではない」と言っています。神経細胞（ニューロン）同士のつながりである脳回路は、いわばある数式の集まりとして理解できるという意味ですが、そのパターンの把握はカーツワイルの意に反して大変困難なものになっています。

そんななか、「人工知能」の開発は脳回路の理解に一役買っています。今や囲碁や将棋で人工知能が人間を上回ることは周知の事実です。その背後にあるディープラーニングという学習システムは、脳の大脳皮質と呼ばれる部分を模しています。

実は人工知能がどう学習したかは、作った人間にも完全に理解できない部分があります。つまり、そこを解明することは、人間の脳回路の仕組みを理解するのに役立つと考えられるのです。

人工知能の進歩が、作った人間自身の理解を助けるという現象が起きているのです。

複雑な脳回路の理解と同時に、脳を部分的に整える繊細さも必要です。

脳を解明するためのアメリカの国家事業「ＢＲＡＩＮ（The Brain Research through Advancing Innovative Neurotechnologies）」では、数千から数百万個単位の神経細胞の活動を測れることを目指しています。

現在もｆＭＲＩ（functional magnetic resonance imaging）という特殊画像検査で、３万個以上の単位での神経細胞活動を計測できますが、さらに少ない数の単位で神経細胞の計測をしようとしているのです。

限定的に脳の神経細胞の活動を測ったり整えたりすることにはメリットがあります。

たとえば、脳梗塞で腕が動かなくなった患者さんがいたとします。その患者さんの脳で、１００個以下の数少ない神経細胞を刺激することができれば、動かなくなってしまった腕を動かせるようになるそうです。コーヒーも飲めるようになるとのこと。

脳は、ナノスケール（１㎜の１００万分の１）という大変小さいレベルで機能しています。少しずれた部分を刺激すれば、身体に全く違った反応が起きます。

より微細なレベルで神経細胞を正確に調整できるようになれば、脳をよりよく調整することができるのです。

このように、**脳科学とテクノロジーの進歩は、複雑な脳を理解し、より的確に脳を整える方法を生み出す原動力になっている**のです。

「脳」と「身体」のキャッチボールとは

私たちの飛行機が着陸したのは、カリフォルニア州サンディエゴだった。

ウーバーというアプリで配車を頼むと、目的地のカリフォルニア大学サンディエゴ校に隣接した退役軍人病院（従軍した人々へ医療を提供する国レベルの病院システム）へと向かった。

製薬会社から医師へと転身したケンは、この地で神経内科と精神科の専門医をして5年ぐらい経つそうだ。まさに彼は脳の専門家なのだ。

「ケン、脳を整えると身体にいいってことはわかったけど、でも脳はどうやって身体に影響を及ぼすの？」

「そうだね。脳が整ってないと、いろんな健康上の問題が出てくる。それを理解するために、脳と身体がどんなふうにつながっているかを説明しよう。

サツキは、緊張して心臓がドキドキしたことがあるかい？」

「ええ、もちろん」

「他にも病院で血圧を測ると、家で測るよりも高い数値になっていたことあるかな？

それから、ストレスでヘルペス（口元への発疹）が出たこととか、寝不足で風邪にかかったことは？　他にも、マラソン大会に出て、沿道の人々の応援のおかげで元気になり頑張りきれたことがあるかもしれない。

こんな経験をしたことがある人は少なくないと思う。

これらはすべて『脳と身体はつながっている』という証拠だ。

日本では昔から、『病は気から』と言うそうだね。昔、母から聞いたよ。

『気から』というのは『こころ』を指しているよね。その『こころ』の首座は『脳』だ。

つまり、人間は昔から脳と身体が深くつながっていることを知っていたんだね」


実際、脳と身体はどのようにつながっているのでしょうか？

そのつながりの主役は神経です。[*1,2] 神経は身体の情報を脳に伝え、脳からの指令を身体へ伝えます。**人間の身体にとって、脳は「司令塔」です。**

脳が全身を采配し、身体を整え、コントロールしているのです。免疫力にも影響を与えています。

ここでは、脳が原因となる身体の症状について、そのメカニズムのパターンを説明します。

①脳が身体の症状をつくり出す

「ストレスによって風邪をひく」というのは、ストレスを感じた脳が免疫機能を低下させ、病気（感染）にかかってしまった例です。

どのような経緯でストレスが身体の機能へ影響を与えるのか——。そのメカニズムがわかってきています。[*3] 先の神経（自律神経など）や、ホルモンが関わります。

たとえば、「マラソン大会で、周りの応援のおかげで元気が出た」というのは、応援を意気に感じた脳が身体へポジティブな指令を出すためです。脳がポジティブな指令を出すことで、身体の筋肉や心肺機能が、よりよいパフォーマンスを発揮したのです。

これには逆のことも起こりえます。ストレスで体調不良になったり、明らかな原因が見当たらないのに不調になったりするのは、脳が身体の不調をつくり出している状態にあるからです。つまり、身体へネガティブな指令を出しているのです。

②身体の症状が脳へ影響を与え、症状が変化する

痛みの症状がある患者さんがうつ状態にあると、痛みがより強くなる現象があります。[*4]痛みによる苦痛がうつを引き起こし（それは脳で起きます）、そして、うつがさらなる痛みの増強や長引かせることにつながる、と考えられます。

身体のいかなる症状も、脳へとフィードバックされます。**脳は身体感覚の「感知センター」なのです。**

先にも述べた痛みにより脳の前頭葉などが活性化されることや、疲労が脳の前頭葉や前帯状回で感知されていることなど、その根拠が報告されています。[*5]

脳で感知された症状は、脳からの指令により身体をさらに悪い方向へ修飾しうるのです。さらには、脳自体もバランスを失った状態に変貌していきます。

脳と身体はキャッチボールをするように、常にコミュニケーションをとっていますが、互いの悪い状態を交換し合い、ともに悪い状態に陥る「キャッチボールの悪循環」を起こすのです。この際、ボールにあたるのが、神経やホルモンです。

「キャッチボールの悪循環」が不調を生む

脳と身体の結びつきによって、どのように病気や症状が起こされるのか――。近年、そのメカニズムがさらに解明されてきています。

再び、痛みを例にとりましょう。

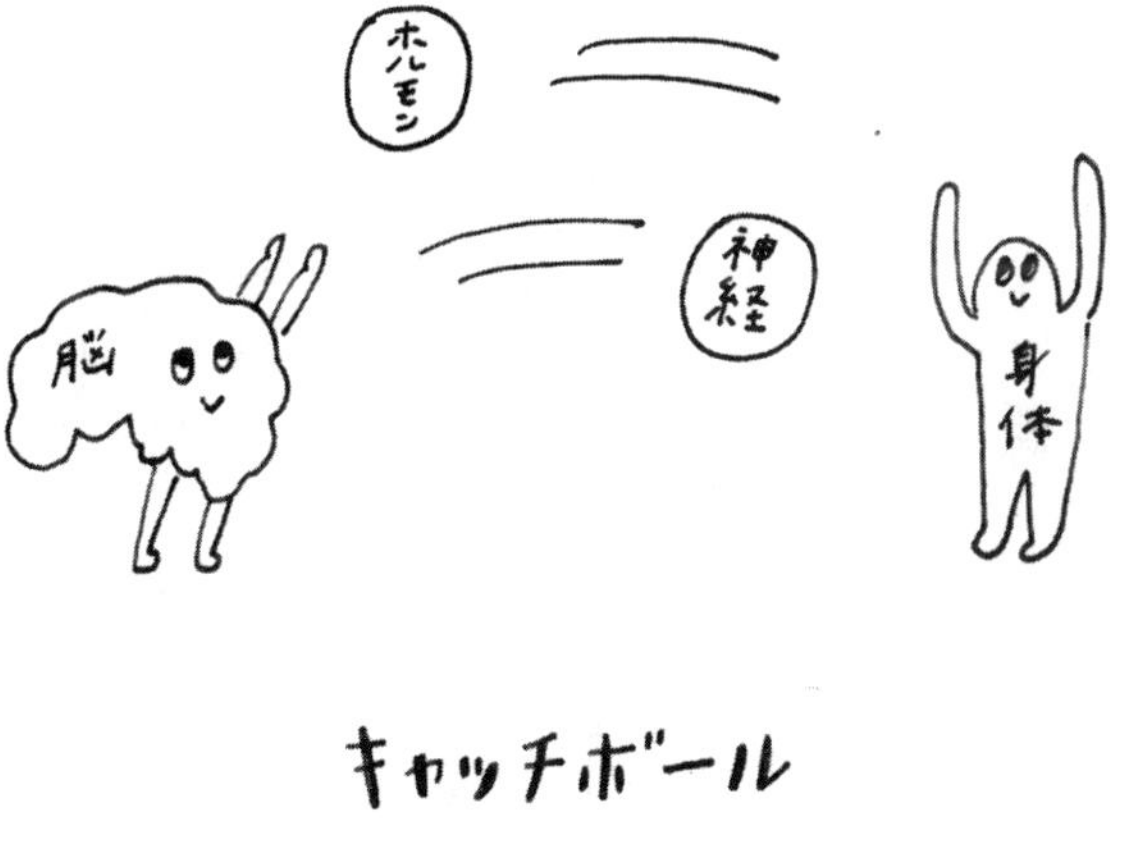

「痛み」は、それが生まれた身体の場所から、神経を通じて脳へ伝達されます（図2参照）。この経路を脊髄視床路《せきずいししょうろ》といいます。そして、脳の感覚野という部分が頭頂葉（頭のてっぺんのところ）にあり、神経によって伝えられてきた「痛い」という情報を受けとめます。

痛みには、「痛い！」という瞬間的な痛み（早い痛み）と、遅い痛み（じわじわとした痛み）があります。それぞれの痛みを受けとめる脳の経路は別です。

後者の遅い痛みの経路は、大脳辺縁系（視床下部や扁桃体などを含む、脳の中でも深いところにある構造）を通り、帯状皮質という脳の中心に近い場所に至ります（慢性の痛みでは、感情とつながりの深い〈前〉帯状皮質が関係していることもわかっています[*6]）。

さらに、扁桃体も人の感情に強く関係しており、遅い痛みの経路は脳の感情的な部分に関わっているのです。

図2には示されていませんが、痛みの情報は認知機能（考えたり、判断したりする）を担う背外側前頭前野にも伝わります[*7]。

図2｜痛みの経路

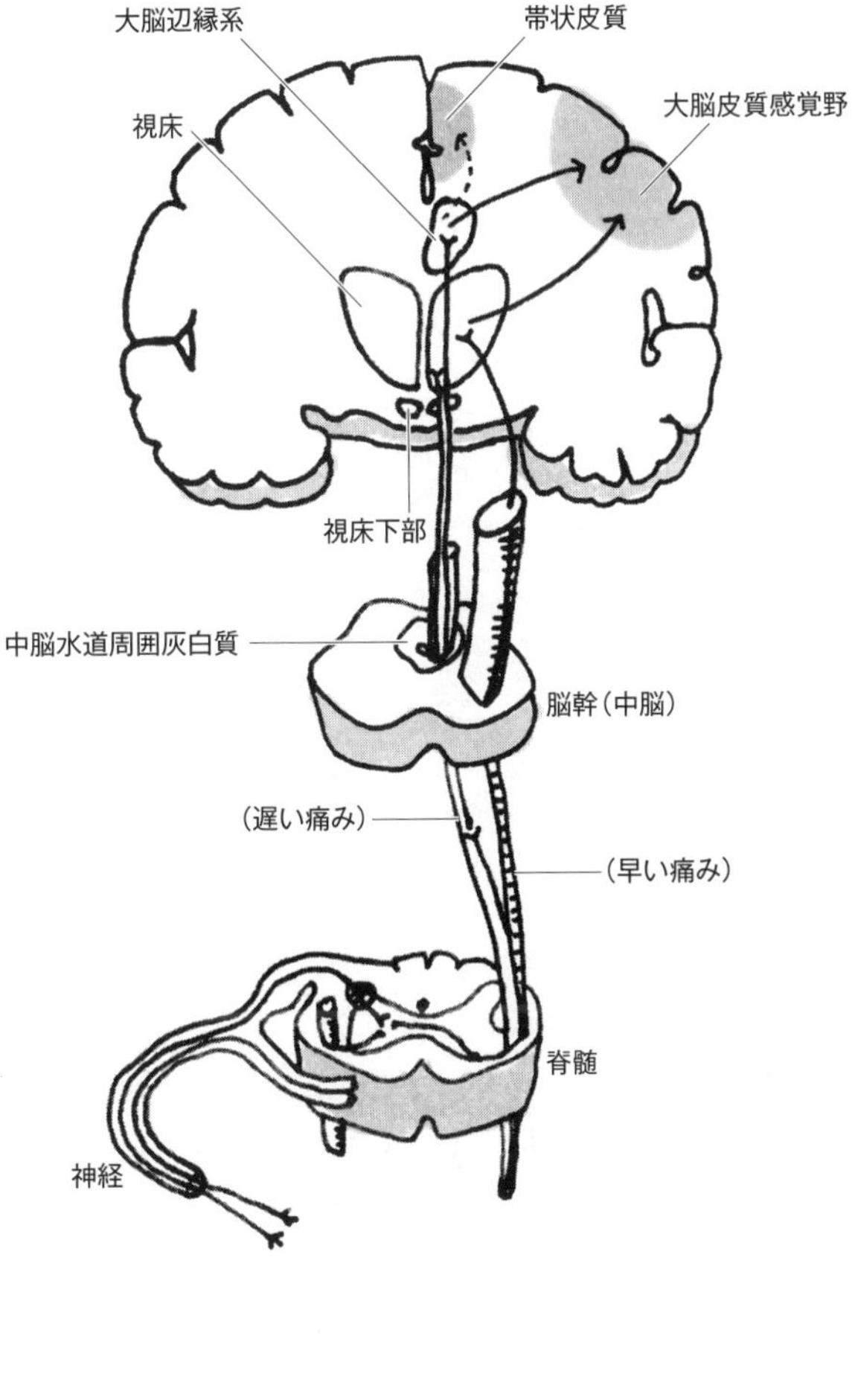

つまり、痛みはただ「痛い！」という「感覚」だけのものではなく、それに伴う感情（「つらい」「苦しい」）や考えなどを総合した現象なのです。

第1章で触れたNHKスペシャルでは、痛みには「条件付け」という認知のはたらきや「恐怖」の感情が関係するとしています。実際、痛みには脳のこのような回路が関係しているのです。うつ状態だと痛みの強さが増したり、その人の考え方が痛みに影響したりするのも、これで納得がいきます。

さらに、身体を動かすことに関係する運動野が、痛みの調整に関わります。大脳皮質の一部である運動野は、痛みを調整する脳の部分（内側視床、前帯状皮質、眼窩《がんか》前頭皮質、中脳水道周囲灰白質など）とつながりがあります。そのため、運動野を刺激することで、痛みの回路を鎮めることができるのです。

「痛い！」という情報が繰り返し脳に送られれば、神経は過敏になります。*8

身体の痛みが、神経、そして脳を変化させる「キャッチボールの悪循環」を起こすのです。繰り返し長い期間にわたって「痛み」の情報が脳へ送られると、脳は敏感になり、関わっている回路全体が変化していきます。

脳はじわじわと変化する性質を持っています。これは脳の「可塑《かそ》性」とも呼ばれます。

また、痛みを和らげるオピオイド系というシステムが弱くなったり、脳のグリア細胞（神経細胞を支える細胞たち）がさまざまな物質を出したりするのも、脳の変化の例です。いわば脳が「ヒートアップ」した状態になっているのです。

身体が鎮まっても脳の「熱」はなかなか冷めません。痛みの感知を繰り返し、「変貌」した脳は、痛みを感じ続けます。

慢性の痛みでは、コンロの火を切った後のよ

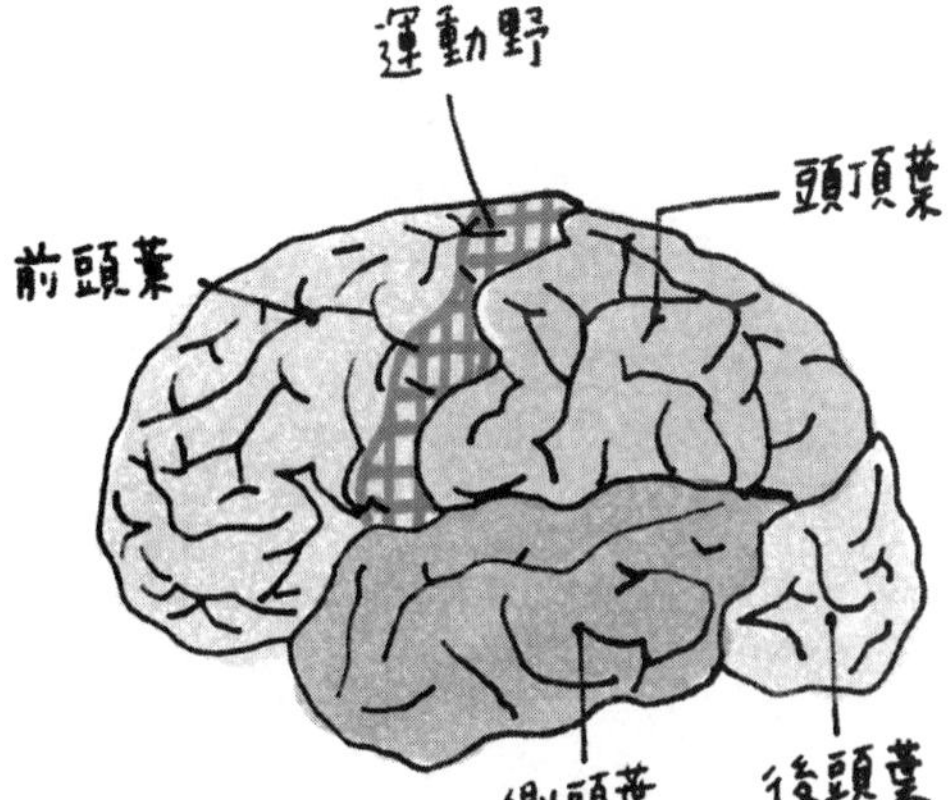

うに「熱」が簡単に冷めず、痛みが続くということなのです。

身体の痛い場所だけを治療しても、「完治しない」「緩和されない」のは、こうした脳との関係が理由として挙げられます。

身体が悪いと脳が変わる。脳が悪いと身体が変わる。長期の「キャッチボールの悪循環」です。そして「変貌した脳」によって、ある症状が長く続いてしまう状態が起きるのです。

そうした時は、**脳を整え、脳の「変貌」を解除することが、症状の緩和に必要となります。**つまり、「ヒートアップ」した脳を「クールダウン」させる必要があります。

これまでもカウンセリングなどにより「変貌」の解除が試みられてきましたが、容易ではありませんでした。脳がある特徴的な状態に変わっているためです。脳が変化したところをうまく整えよう、とするのがTMSなどの最新治療なのです。

〝安全〟に脳を整える方法

カリフォルニア大学サンディエゴ校・退役軍人病院に着くと、さっそく痛みの治療専門のセンターへと向かった。そこでは、アルバート・リャン医師が出迎えてくれた。ケンとは同僚で、同じアジア系の医師としてここで働いているそうだ。

リャン医師は、このセンターで痛みに対するTMS治療を盛んに行っているそうだ。

「アメリカでも痛みの頻度は高いよ。それが慢性化してしまうこともある。でも、薬だけではよくならないことが多いんだ。痛みの種類によっては、3～4割の人にしか効果を示さない。TMSは、薬や他の治療以外の選択肢として大活躍しているよ」

テンドラー医師やリャン医師が用いるTMSは、脳を選択的に整える一つの方法です。「脳を整える」医療は、実は過去にもありました。ある日本人医師が登場します。

1990年代、日本大学医学部脳神経外科の坪川孝志元教授（1930-2010）は、脳を覆う硬膜《こうまく》というところに電極を埋め込み、そこから電流を流すことで運動野を刺激する方法（大脳皮質運動野刺激法）を編み出しました。

この方法は、薬などの治療では改善しない脳梗塞後の痛みに苦しむ人々に、効果がありました。[*9]

すでに触れたように、運動野は痛みを調整する脳の他の部位とつながりがあります。つまりこの方法は、痛みによって変わってしまった脳の回路を整える効果があったのです。

しかし、坪川氏のセンセーショナルな方法は、電極を埋め込む脳外科処置を要し、侵《しん》襲《しゅう》的（患者さんに負担を伴い、副作用もありうる）でもありました。

また、痛み、パーキンソン病、うつ病の改善などに用いられる、やはり脳外科処置が必要な脳深部刺激療法（Deep Brain Stimulation）と呼ばれる方法も考案されましたが、脳の深いところへ電極を埋め込むため、さらに侵襲的です。

そんななか、侵襲的でなく安全に脳を整える方法が心待ちにされていました。TMS治療は「侵襲的でない」方法で運動野を刺激する画期的な方法でした。

フランス人のルファウチャーのメタ解析[*10]によると、神経原性疼痛という「痛み」に対して、TMSの運動野の刺激による症状改善は、多くの研究から間違いないものとされました。ルファウチャーは、神経への刺激を治療に用いる分野でTMSの効果を痛みや神経疾患を中心に解明してきた人物です。

彼自身の研究では58％の痛みが改善しました。[*11] 研究参加者の多くは他の治療で十分によくならなかった人たちです。

この結果は、TMSが、「脳を整える」ことの効果を示したものでした。

さまざまな「病」への応用

痛み以外の症状でも、脳との関係が次々とわかってきています。

たとえば、うつ病では脳の左側の前頭葉の働きが低下していることがわかっています。TMSでその部分を刺激すると、うつの症状が改善されました。

ルファウチャーらが行った2014年のメタ解析では、左側の前頭葉への刺激による、うつ病への効果は間違いないものとされています。[*12]

また、心筋梗塞など循環器系の病気（冠動脈疾患）など、脳と心臓の関連についても、さまざまな研究がなされています。

ストレスがかかると脈拍が上がり、血圧が上がります。運動などで脈拍と血圧が上がると、脳に変化が起こることがわかっています。[*13]また、不安や緊張状態は、扁桃体を介して循環器系へ影響を及ぼします。[*14]

他に、前帯状皮質、内側眼窩前頭前野などと呼ばれる場所も、自律神経を介して脈拍や血圧の調節にあたっています。

健康な人たちと冠動脈疾患がある人たちにストレスをかけ、脳の変化を測定したところ、疾患がある人では脳の反応が強く、左右の脳での反応が違うことがわかりました。[*15]

ストレスにより軽い発作を起こした人々では、前帯状皮質や内側前頭皮質の活動が低下していました。[*16]

循環器系の病気と脳にも特有のつながりがあり、これらの病気を治りにくくするのに、脳の関与がわかったのです。やはり、脳を整えることによって、さらなる症状の改善がみられる可能性があります。

世界のメディアが注目する「TMS治療」

「サツキ、アメリカでTMSは、最初に認可を受けたニューロネティクス社のものだけでも800機以上稼動しているといわれるんだ。テンドラー医師のような専門のクリニックも増えていっている」

サンディエゴのコンベンション・センターへ向かう車のなかでケンが言った。

「TMS治療って、アメリカではほんと根づいてきているのね」

「脳科学の進歩に伴って登場してきたTMS治療は、当初はうつ病の治療として注目されたんだ。それは、薬主体だったうつ病治療に風穴を開ける画期的な方法だったんだね。うつ病は薬だけでは十分に治らないことがわかっていたから。

脳を的確に整えることは、薬を上回る成果をあげた。その当初は一種の社会現象かのように、人々は驚きと喜びでこの治療法を迎えたものさ。

アメリカでは治療としての認可を受けてから10年が経とうとしている。その安全性と治療実績は、しっかりと社会に受け入れられていると感じている。

これを見てごらん」

ケンはあるウェブサイトを携帯で見せてくれた。

「ニューロネティクス社のサイトだけど、TMS治療についてのメディアのヘッドラインが載っている。反響のすごさがうかがえるよ*17」

2008年10月21日　ウォールストリート・ジャーナル紙*[18]
治らなかったうつ病への新たなアプローチ

2008年10月21日　ニューヨーク・ポスト紙*[19]
幸せを刺激する
「うつ病との闘いにおける新たな武器」
「精神医療にとって大きなニュース」

2009年4月13日　ロサンゼルス・タイムズ紙*[20]
「脳のリセットボタンを押すような穏やかな治療」

2009年12月15日　CNN*[21]
2009年トップ10医療イノベーション

２０１０年９月12日　ＴＩＭＥ誌*[22]
あなたの人生を変えるトップ10企業
「70％のうつに効果が期待できる」

２０１２年７月27日　ABC Channel 7*[23]
「精神医療の革命」

２０１３年５月13日　CBS42.com*[24]
うつ病の新治療は人生を変えている

２０１４年５月13日　ＴＩＭＥ誌*[25]
お医者さんは磁気でうつを治す
「良好な治療成果は、もっと多くの患者さんを救うだろう」

2015年5月11日　WFTX—TV／FOX4
最新のテクノロジーがうつを撃退する

2017年6月17日　UCLA Newsroom[*26]
「脳の回路のアレンジを変え、（脳の部位が）互いに会話するのを変える」

2017年7月9日　Palm Beach Post[*27]
うつ病と痛み　薬いらず　新治療

「へー。登場から現在までの歓迎ぶりがよく伝わってくるわ」

ほどなく到着したコンベンション・センターは、大きなイベント会場だ。ちょうど、TMS治療を行う専門家のための学会、「クリニカルTMS学会」が行われているという。ケンと一緒に会場に入ると、多くの人々の行き交う熱気がそこにはあった。

「2013年だからまだ設立から日が浅いけど、参加者は増加の一途をたどっているんだ。わかるだろう、この空気。

　TMSはテクノロジーと脳科学と医療が融合した産物だ。治療機器を作るテクノロジー系の企業もたくさん参加している。治療機器で国の機関に認可されたものは増える一方だ。近いうちには7種類くらいにまで及ぶと見込まれているよ（2017年現在）。それぞれ見た目のおしゃれさを競って、医療機器だという重々しいイメージはないよね」


　学会会場に展示されたデモンストレーション用のTMS機器は、やっぱり美容業界にありそうな美しさだ。ネイルをするような感覚で受けてみたくなる。

「各社はグローバルに展開していて、アメリカ、イスラエル、デンマーク、イギリス、ロシア、韓国などに拠点を置き、世界全体では15を超えるTMS機器がすでに存在しているといわれているんだ。

『脳を整える』アプローチは、世界的に着実に市民権を得て、大きな医療の流れとなっていると思うよ。これまでの薬などの治療のみに頼るのではなく、全く異なったアプローチで治す。TMSが医療を変える『ゲーム・チェンジャー』とみなされる所以《ゆえん》だよ」

「ヨーロッパ」「アジア」「南米」などへの広がり

「サツキ、TMS治療はアメリカに限ったものじゃない。世界的に、その広がりは目覚ましいものがある。地域的にもそうだし、うつ病以外の『身体の病気』へとその適応が広がってきているんだ」

TMSは「薬をしのぐ効果をもつ、安全な治療」として注目されています。その普及は、世界のさまざまな地域で広がりを見せています。TMS普及の各地の状況をご紹介します。

ヨーロッパ

10を超える疾患を対象にしており、CE（EUにおける商品の認可基準）[*28]の認可がおりています。そのことからもわかるように、おそらく世界で一番、TMS治療が進んでいる地域かもしれません。

CEは治療が安全であるかをより重視する傾向があり、アメリカのFDA（Food & Drug Administration＝食品医薬品局：食料品、医薬品、化粧品の検査や取り締まり、認可などを行う国の機関）などと比べると、認可が進みやすいと言われます。

ヨーロッパではさまざまな会社がTMS機械を作っており、デンマークの「マグベンチャー」、イギリスの「マグスティム」などのTMS治療機器会社はアメリカでも、うつ病の治療機器として認可されています。さらに、イスラエルには、第4章で述べる「ディープTMS」を開発した「ブレインズウェイ」があり、ここも機器開発の重要な拠点となっています。

アジア

韓国などで認可を受けています。韓国に導入された際、短い治療期間で効果が出るという情報が流れたのか、少ない回数で治療が行われ、結果「よくならない、効果がない」とみなされたといいます。TMSの普及の妨げになったという話を聞きました。

新しい治療、そして特に機器を用いる治療では、その導入のされ方がその後の普及を左右していく可能性があります。導入と普及のプロセス次第で、どんなにいい治療でもその広がりが影響を受けることがあります。

「タマス」という韓国製のTMS機械があり、アメリカへの進出も試みられています。

南米

主にアメリカでTMS治療を学んだ医師たちが、自国へと帰り、普及させてきました。2016年のクリニカルTMS学会で南米の現状を報告したペルーのマイケル・カバー医師によると、ボリビア、パラグアイ以外の主要8カ国で用いられているといいます。ペルーでは、うつ病、不安、PTSD（心理的トラウマ）、強迫性障害、薬物依存、軽度認知障害、幻聴、耳鳴り、線維筋痛症、注意欠陥多動性障害（ADHD）、自閉症スペクトラム障害（ASD）などの治療にTMSが活躍しているようです。治療として定着し、さらなる疾患への拡張が試みられています。

ブラジルでは、1999年にマルコ・マルコリン医師がTMSを国内に導入し、2012年にうつ病、幻聴などの症状で認可されました。

ウルグアイへは、マーク・ジョージ（85ページ参照）などの協力により、アレクサンダー・リフォードーパイク医師が1999年に導入しています。アルゼンチンでは、マティアス・ボナニ医師が2006年に導入し、うつ病、統合失調症、強迫性障害、耳鳴り、コカイン依存などに用いているといいます。

次章でさらにTMS治療を詳しく見ていきます。

症例③　慢性的なだるさが解消

あるビジネスマンは、過労とストレスから慢性的なだるさに悩まされていました。これまでを上回るストレスが長期に続いた結果です。

業績が芳しくなく、集中力が上がらず、意欲も低下する一方でした。気持ちに抑揚がなくなり、身体はだるく、仕事に根気がなく、物忘れも頻繁でした。

週末は家族と過ごしたり、睡眠をとったりリフレッシュを図るのですが、月曜日の朝になってもだるさは抜けない日々が続きました。カウンセリングや薬による治療は効果が不十分でした。

休職、あるいは部署替えもやむなしというところまで至ったところで、ＴＭＳ治療の門をたたきます。15回ほど受けると、このだるさが徐々に改善し、30回受ける頃にはだるさが消え、むしろ本来の積極性が戻ってきました。

マインドフルネス（第6章参照）も取り入れました。仕事からのプレッシャーをコントロールしようとすることがストレスになっていましたが、マインドフルネスを取り入れたことで、うまくいかない部分があっても自分を許せるようになりました。

その結果、休職を避けることができ、本人の力が十分に発揮されるようになったのです。

第2章の「まとめ」

脳科学とテクノロジーの進歩は、脳を知り、脳を的確に整えることを可能にしてきている。

脳と身体は双方向にコミュニケーション（「キャッチボール」）をしている。

コミュニケーションの持続により、脳は「変貌」して身体の症状を長引かせている。

脳を整えることで「変貌」を取り除き、身体の症状を治す仕組みがわかってきている。

「脳を整える」TMS治療は世界へと普及している。

＊1 Lane, R. D., Waldstein, S. R., Chesney, M. A., Jennings, J. R., Lovallo, W. R., Kozel, P. J., ... & Cameron, O. G.(2009). The rebirth of neuroscience in psychosomatic medicine, Part I: historical context, methods, and relevant basic science. *Psychosomatic medicine,* 71(2), 117-134.

＊2 Gianaros, P. J., & Wager, T. D.(2015). Brain-body pathways linking psychological stress and physical health. *Current directions in psychological science,* 24(4), 313-321.

＊3 Ibid.,313-321.

＊4 Bair, M. J., Robinson, R. L., Katon, W., & Kroenke, K.(2003). Depression and pain comorbidity: a literature review. *Archives of internal medicine,* 163(20), 2433-2445.

*5 Mizuno, K., Tanaka, M., Yamaguti, K., Kajimoto, O., Kuratsune, H., & Watanabe, Y.(2011). Mental fatigue caused by prolonged cognitive load associated with sympathetic hyperactivity. *Behavioral and brain functions,* 7(1), 17.

Tajima, S., Yamamoto, S., Tanaka, M., Kataoka, Y., Iwase, M., Yoshikawa, E., ... & Ouchi, Y. (2010). Medial orbitofrontal cortex is associated with fatigue sensation. *Neurology research international, 2010.*

*6 Lane, R. D., Waldstein, S. R., Critchley, H. D., Derbyshire, S. W., Drossman, D. A., Wager, T. D., ... & Rose, R. M. (2009). The rebirth of neuroscience in psychosomatic medicine, part II: clinical applications and implications for research. *Psychosomatic medicine,* 71(2), 135-151.

*7 Ibid.,135-151.

*8 http://www.nikkei-science.com/page/magazine/1002/201002_034.html

*9 Tsubokawa, T., Katayama, Y., Yamamoto, T., Hirayama, T., & Koyama, S.(1991). Chronic motor cortex stimulation for the treatment of central pain. In *Advances in Stereotactic and Functional Neurosurgery* 9 (pp. 137-139). Springer, Vienna.

*10 Lefaucheur, J. P., André-Obadia, N., Antal, A., Ayache, S. S., Baeken, C., Benninger, D. H., ... & Devanne, H. (2014). Evidence-based guidelines on the therapeutic use of repetitive transcranial magnetic stimulation (rTMS). *Clinical Neurophysiology,* 125(11), 2150-2206.

＊11 Lefaucheur, J. P., Ménard-Lefaucheur, I., Goujon, C., Keravel, Y., & Nguyen, J. P.(2011). Predictive value of rTMS in the identification of responders to epidural motor cortex stimulation therapy for pain. *The Journal of Pain,* 12(10), 1102-1111.

＊12 Lefaucheur, J. P., André-Obadia, N., Antal, A., Ayache, S. S., Baeken, C., Benninger, D. H., ... & Devanne, H. (2014), op. cit.,2150-2206.

＊13 Harper, R. M., Bandler, R., Spriggs, D., & Alger, J. R. (2000). Lateralized and widespread brain activation during transient blood pressure elevation revealed by magnetic resonance imaging. *Journal of Comparative Neurology,* 417(2), 195-204.

＊14 Dalton, K. M., Kalin, N. H., Grist, T. M., & Davidson, R. J. (2005). Neural-cardiac coupling in threat-evoked anxiety. *Journal of Cognitive Neuroscience,* 17(6), 969-980.

＊15 Soufer, R., Bremner, J. D., Arrighi, J. A., Cohen, I., Zaret, B. L., Burg, M. M., & Goldman-Rakic, P. (1998). Cerebral cortical hyperactivation in response to mental stress in patients with coronary artery disease. *Proceedings of the National Academy of Sciences,* 95(11), 6454-6459.

＊16 Lane, R. D., Waldstein, S. R., Critchley, H. D., Derbyshire, S. W., Drossman, D. A., Wager, T. D., ... & Rose, R. M. (2009). The rebirth of neuroscience in psychosomatic medicine, part II: clinical applications and implications for research. *Psychosomatic medicine,* 71(2), 135-151.

＊17 https://neurostar.com/about-us/neurostar-in-the-news/

＊18 https://www.wsj.com/articles/SB122453439458151327

＊19 http://nypost.com/2008/10/28/stimulating-happiness/

＊20 http://articles.latimes.com/2009/apr/13/health/he-nondrugs13

＊21 http://edition.cnn.com/2009/HEALTH/12/14/top.health.innovations.2009/

＊22 http://content.time.com/time/specials/packages/article/0,28804,2017050_2017049_2017044,00.html

＊23 http://wjla.com/news/health/tms-depression-treatments-showing-positive-results-with-no-side-effects-78239

＊24 http://wiat.com/2013/05/09/new-depression-treatment-changing-lives/

＊25 http://time.com/92314/treating-depression-with-magnets-2/

＊26 http://newsroom.ucla.edu/releases/tms-depression-ucla

＊27 http://www.palmbeachpost.com/marketing/new-drug-free-way-treat-depression-and-pain/Urz3krOtsm35NnmCJ86DkO/

＊28 Conformité Européenne: EUにおける商品の認可基準。

第3章

常識を変えた「先端医療」とは

磁気で脳の活動が変えられる⁉

ケンとはサンディエゴで別れた。彼は仕事に戻り、私は日本への帰路についた。

彼はアメリカ旅行中、とても紳士だった。詐欺師だなんて疑った自分を恥じるくらい。

「サツキ、日本に帰ったら、TMS治療についてお母さんとよく相談してごらん。他にも必要な情報があったら遠慮なく聞いてくれたらいい」

別れはあまりにもあっさりしていた。きっと彼はお医者さんとして、困った患者の家族に親切に助け舟を出してくれただけなのかもしれない。なんだか胸がちくんとした。

日本へ向かう機内で私は考えていた。

「こんな治療があるんなら、お母さんに受けさせてあげたい」

ケンやテンドラー医師、そしてリャン医師は信頼に足る人たちだった。

でも、いかんせんこの治療を知ってから日が浅すぎる。帰国すると、私は自分の力でTMS治療についてのリサーチをした。そして、ケンへメールを送って質問をいろいろとぶつけた。

「ケン、教えて！　TMSはどのように作り出されたの？」
彼はTMS治療の歴史から、その発展ぶりまで丁寧に答えてくれた。
「実は、実現までには長い歴史があるんだ。なんせ脳へアプローチすることは医療にとっての難関だったからね」

脳は頭蓋骨で守られています。その厚さは、およそ3ミリから8ミリ。頭蓋骨は人間にとって最も大事な臓器「脳」を守ります。

しかし、頭蓋骨は同時に、医療の手が脳に届くことを阻んできました。第2章でご説明した、脳から身体を整える医療において、頭蓋骨が障壁となってきたのです。

ここで、その歴史を簡単に振り返ってみます。

医療は神経を電流で刺激し、それによって症状を改善させることを考えました。神経への電気刺激は、古くから医療に使われていた歴史があります。[*1]

早くにはローマ時代にエイを使って足に電気刺激を与え、痛みや痛風の治療に役立てていたといいます。

ローマ帝国第2代皇帝のティベリウス・ユリウス・カエサル（BC42－AD37）は、この治療で治ったと記されています。*2 頭痛、関節痛、痛風などの慢性の痛みが主な対象でした。1600年代には、エリザベス女王の主治医、ウィリアム・ギルバートも診療に取り入れています。

神経の活動は、端的に言うと、電気的な活動です。そのため、「電気の刺激を与えれば、神経の活動が変えられるのでは」と考えたのです。わかりやすく言えば、痴漢撃退のビリビリッとした刺激で、身体が動きますよね。あの原理です。

前腕部へ電気刺激を与えると、手先が動くことが観察されます。皮膚の下にある神経が刺激され、手先が動くのです。

脳は神経の集まりです。腕の神経と同様の原理で刺激を与えれば、その活動を調整できるのでは……。しかし、そこには問題がありました。頭蓋骨です。

電流は身体の構造物を通過するときに減弱してしまいます。頭蓋骨の電気的抵抗は、やわらかい皮膚などの8～15倍。つまり、電流の刺激が脳に到達しないのです。

そこで、電流の代わりに磁気を用いるアイデアが生まれました。「ファラデーの法則」を聞いたことがありますか？　高校の物理で習ったことがあるかもしれません。

マイケル・ファラデー（１７９１－１８６７）は、19世紀イギリスの物理・化学者で、電流と磁気に関する一連の研究を行い、発電機・電動機の開発に役立てた人物です。ポンド紙幣の肖像になるほどの人です。

一般にファラデーの法則として知られる「ファラデーの電磁誘導の法則」は、「一つの回路を貫く磁気は、回路を流れる電流によって起こる」ことです。

うーん、わかりにくいですね。もう少し説明します。

ファラデーは、コイル状に導線を二つ巻きつけた鉄の輪を用いました。一方の導線に電気をあるリズムで流すと、コイルの中に磁気が発生します。そしてこの磁気が、もう一方のコイルへ電気を流すことがわかったのです。この現象をファラデーは１８３１年ごろ記し、その鉄の輪のコイルは今も王立研究所に展示されているそうです。

「右ネジの法則」というのをお聞きになったことがあるかもしれません。これは、電流を右ネジが進む方向にかけると、磁気が右ネジの回転方向に生じるというものです。上記のコイルでも、この法則にのっとった方向で電流と磁気が発生しています。

この方法は、電気的な活動が磁気を介して、離れたところ（たとえば、頭蓋骨の外側と、内側の脳）でも起こることを示していました。

ファラデーは、こうやって発生させた磁気を用いて、離れたところにある神経や脳を刺激する実験を試みました。しかし、当時は技術が十分に発達しておらず、実験は成功しませんでした。これが、磁気を使って脳の活動を変える、最初の試みでした。

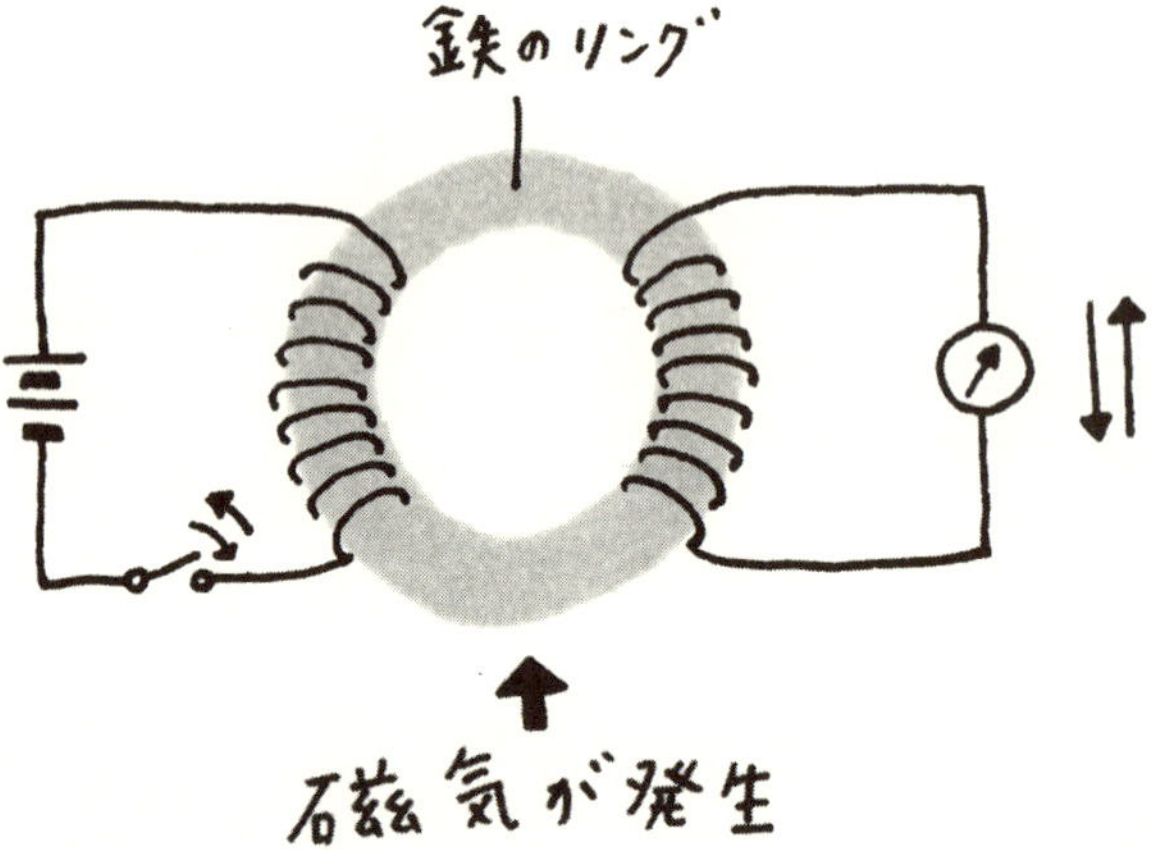

世界初、シェフィールド大学の研究成果

その後、時を経て、ファラデーの業績を引き継ぎ、磁気で脳を整えようとする動きが起こります。

頭蓋骨で守られた脳を安全に整える方法が、求められていたのです。磁気は、身体のどんな組織を通過するときでも、電流のように減衰がなく、深いところまで到達します。電気抵抗の大きい頭蓋骨でも問題なく、脳まで届きます。

また、刺激に伴う痛みが少なく、外科手術と比べても、圧倒的に安全に脳を整えられるメリットがありました。

動きが起きたのは、ファラデーと同じイギリスです。今から40年近く前のことで、シェフィールド大学での研究がきっかけでした。

大学があるシェフィールドは、ロンドンから北へ300キロほどのところにあり、マンチェスター・ユナイテッドのマンチェスターやビートルズのリバプールの東にありま

す。一連の動きに関わったのは、工学研究者のアンソニー・バーカーが率いるチーム「シェフィールド・グループ」です。

まず、グループと共に研究をするマイク・ポルソンが1982年、磁気によって腕の神経が刺激できることを示しました。[*3] そして同年、メルトンらがロンドンのクイーンスクエアにある国立病院で初めて磁気による脳の刺激に成功します。

その結果は、イギリスの権威ある科学雑誌「ランセット」に報告されています。[*4] 輪の形をしたコイルを頭にあてがい、運動を司る脳の部分を刺激すると、手足が確かに動いたのです。しかも、被験者には痛みなどありませんでした。ファラデーの法則にのっとって、頭にあてられたコイルに流された電流が磁気を生み、脳に到達したのです。シェフィールド・グループは、「ランセット」にその詳細を再び報告しています。[*5]

このシステムは、シェフィールド・マグネットと呼ばれます。世界初のTMS治療器の誕生でした。

1985年のことで、ファラデーの記述から150年が経っていました。

「いろいろ教えてくれてありがとう。磁気を使って脳を整える方法には、長い道のりがあったのね。うつ病へ使われ始めたのはどうして？」

ケンはさらにＴＭＳについて教えてくれた。

「うつ病への効果では、マーク・ジョージという人が活躍するんだ」

世界3億人！「うつ病」への効果が確立

ＴＭＳの治療技術は、その後、うつ病へと適応されるようになります。

アメリカでは年間１５００万人がこの病気に苦しめられており、およそ６人に１人が一生に一度はかかるとされています。ＷＨＯ（世界保健機関）は、うつ病は仕事ができないなど障害の一番の原因となり、[*6] 世界で３億人が苦しめられているとしています。

うつ病は、１９５０年代に開発された抗うつ剤が治療の軸として発展してきましたが、それには限界がありました。

「ＳＴＡＲ＊Ｄ」と呼ばれる近年の大規模研究によると、一つの薬で改善する患者の割合は52％。しかしその後、さまざまな薬を試したにもかかわらず、改善がみられなかった人々が33％もいたのです。

改善がみられない人は、年間５００万人にもなります（アメリカ）。前述したように、薬は全身を巡り、脳全体へも巡ります。それゆえにさまざまな副作用が起こりえます。うつ病においても、そこに関わる脳の場所だけでなく、それ以外にも影響を及ぼします。眠気や吐き気などの副作用が起こりうるのです。少し悪い言い方をすると、薬による治療は、「数撃ちゃ当たる」といった治療になることもあるのです。

そのため、余計なところに作用せず、副作用の少ない、必要なところだけに効く治療が望まれていました。

その条件を満たしたのが、ＴＭＳです。脳科学やテクノロジーの進歩が、脳の必要な部位だけを整えることを可能にしました。医療にとっての長年の課題であった頭蓋骨の壁も越えられます。そして何より安全性が確立された磁気を用い、必要なところだけをターゲットにして整えられることがわかったのです。

「難治性うつ」が〝6割〟改善

1995年、マーク・ジョージらが初めてTMSのうつ病への効果を報告します。[*7]

アメリカ、サウスカロライナ医科大学の精神科医ジョージは、アメリカの医療研究の殿堂、国立衛生研究所（NIH）にいる頃、「TMSがうつ病の治療にいいのでは？」と考えました。

うつ病では、脳の左前頭葉（一番関わってくる部位を背外側前頭前野と呼びます）の活動が低下しています。この部分を刺激し、活発にすることで改善するのでは、と考えたのです。

TMSによるうつ病への効果は、最初は6例と少ない報告でしたが、確かにうつの症状を和らげることがわかりました。その後、3千例以上の検討を経て、その効果は揺るぎないものとなります。

TMSは2002年にカナダで、薬で改善しないうつ病の治療法として認証されます。2008年には、アメリカのニューロネティクス社の「ニューロスター」がうつ病の

治療機器として初めてFDAに認可されました。

「うつ病治療へのTMSの効果が認証されたことはわかったわ。

でも、まだどれくらい効果があるのか、よくわからない。

本当のところ、うつ病にTMS治療はどれくらい効くの？」


「よし、もう少し詳しく説明しよう。うつ病についてはたくさんのデータがあるから、TMSの効果と安全性を説明するにはもってこいだ。

この治療により、うつ病のおよそ6割の方々が改善し、4割弱の方の症状がなくなったんだ（寛解《かんかい》という）。*8

治療機器会社ニューロネティクス社によると、『2人に1人が著効し、3人に1人の症状がなくなった』わけだ。*9

『6割なんて大したことない』と思うかもしれないけど、治療を受けた患者さんは『難治性のうつ病』。つまり、いくつもの薬を試してもよくならなかった人たち。その人た

図3｜TMSによる治療効果

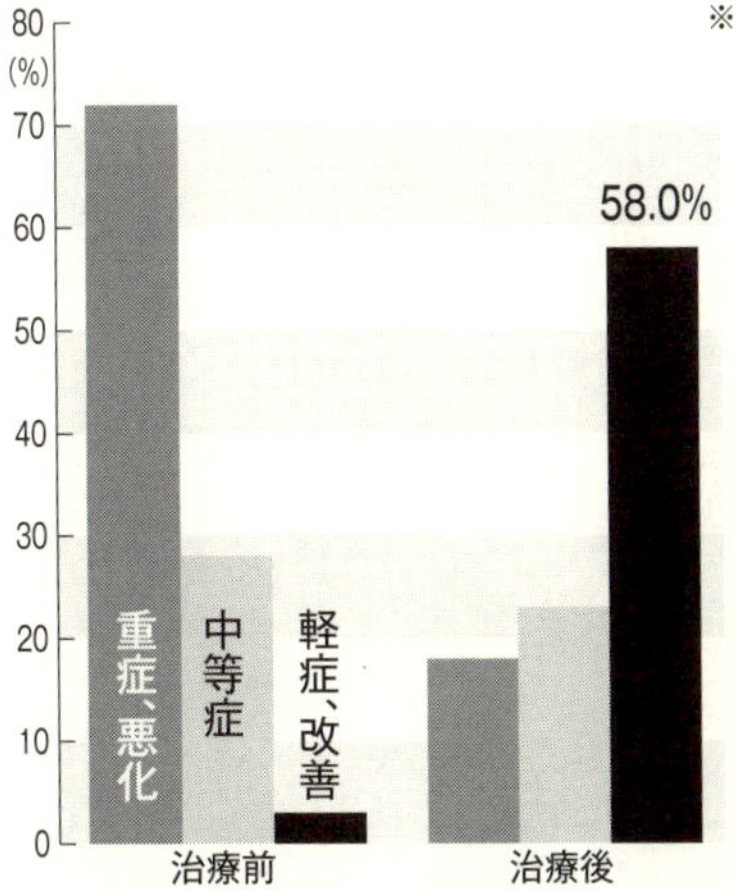

※このデータは日常の診療場面での効果をみたもの。厳格な臨床試験（治療を受けなかった人との比較もして、厳密な効果判定を行った無作為化対照試験と呼ばれる）の結果は、改善した人がおよそ4人に 1人（23.9%）、症状が限りなく治った人は 14.2%だった[※①]（ニューロネティクス社による）。ニューロネティクス社に並んでアメリカで高いシェアをもつ、テンドラー医師がチーフ・メディカル・オフィサーをつとめるブレインズウェイが行った無作為化対照試験によると、治療5週間後に3人に1人、症状がほぼ治った[※②]

ちが6割もよくなるというのは、当時画期的なことだったんだね。

ＴＭＳ治療前は中等症から重症ばかりだったうつ病の方たちが、治療後には6割近くが改善に至ったことが示されている（図3参照）。

これまでの薬やカウンセリングなどの治療では、よくなるかならないかはフィフティー・フィフティーだった。それがＴＭＳ治療によって、よくならなかった人たちの半分以上が改善した。これはすごいことだ。

コカインをうつ病の治療に使っていたリンカーンの時代からすると隔世の感があるね。

ＴＭＳで症状が改善した患者さんは、僕もよく知っている。

ある男性は15年来うつ病を患っていた。友人との連絡も滞り、家に引きこもりがち。日常生活や仕事にも影響が表れ、抗うつ剤を使った治療は、つらい副作用を起こすばかりだった。

それが、ＴＭＳを受けたことで症状が改善。本来の生活を取り戻し、また社会とのつながりも持てるようになったんだ。

また、別の10年間うつ病を患っていた人は、気持ちの落ち込みや意欲の低下によって、就職してもうまくいかなかった。薬の効果はごく限られていて、やはり重い副作用に悩まされることのほうが多かった。

でも、ＴＭＳにより改善がみられ、多数服用していた薬は1種類へと減らせた。就職もうまくいくようになって、家族と過ごす時間も、今は楽しめているよ」

「TMS治療に効果があるのはわかったわ。でも、本当に安全なのか、まだ不安があるわ」

「一番症例の多いうつ病を例に、薬とTMSの治療で副作用の違いを確認してみよう。表を添付するから、見てごらん。薬の治療が全身に影響を与えるのに対し、TMS治療の場合、副作用は治療を受ける場所に限定されている。

典型的なうつ病への薬〈レクサプロ〈escitalopram〉〉とTMS治療の副作用をそれぞれリストしてみると、TMS治療の副作用の数はずっと少ない（図4参照）。

主に問題になりうるのは、磁気が脳を整える時の頭痛のような感覚だけど、それも程なくおさまることがわかっている。副作用により治療を続けられなかった人の割合は5%以下だった。痙攣《けいれん》という副作用の報告があるけど、3万例に1例と非常に稀《まれ》だ」

「副作用が少なくって、効果が高いってことね。TMS治療ってなんだか理想的な治療ね。やっぱり、脳を整える治療って一日の長があるのね」

図4｜副作用の比較

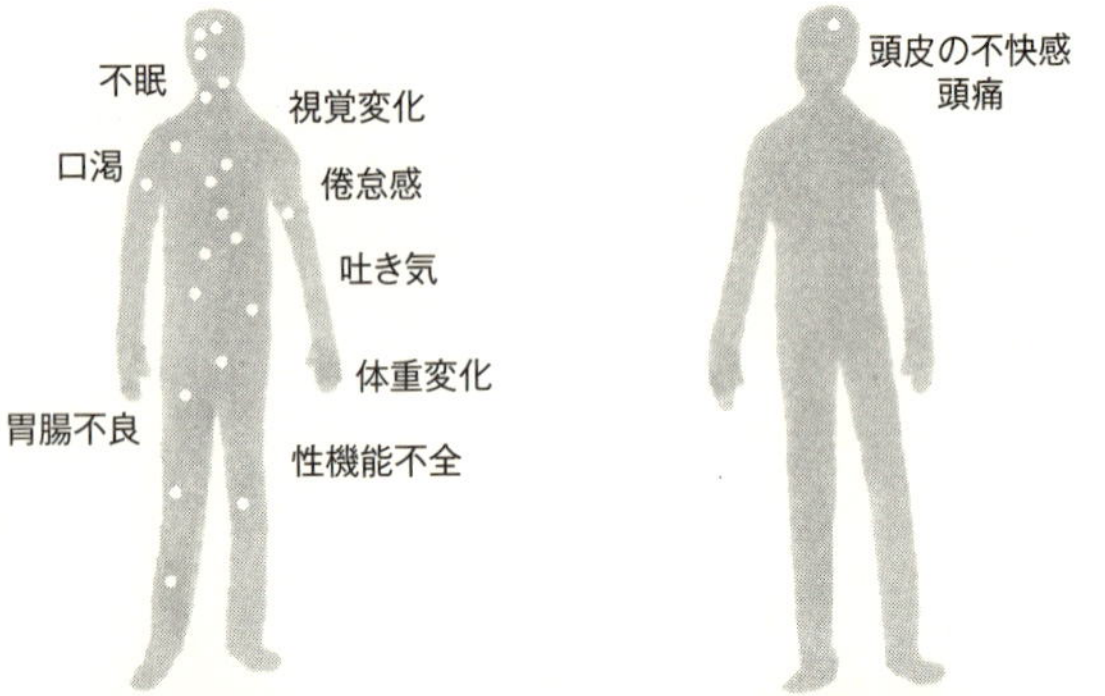

薬物療法

薬の副作用の頻度:
レクサプロ(escitalopram)という
抗うつ剤の場合(%)※③

吐き気	15
睡眠障害	9
射精遅延	9
下痢	8
口の渇き	6
眠気	6
発汗	5
めまい	5
感冒症状	5
倦怠感	5
鼻炎	5
便秘	3
消化不良	3
食欲低下	3
性欲減退	3
副鼻腔炎	3
勃起不全	3
腹痛	2
無オルガスム症	2

TMS

TMSの副作用
(Brainswayのデータ※④)(%)

頭痛	26.7
刺激部位(表面)の痛み	5
不快感	3
筋肉の引き攣り	2
腰の痛み	2
睡眠障害	2

「NHKスペシャル」大反響の理由

私は日本でのTMS治療の実際について調べてみた。すると、2012年、全国的にTMS治療が紹介される機会があったようだ。

その年の2月に放映された「NHKスペシャル　ここまで来た！うつ病治療」だ。番組の中で、うつ病へのTMS治療最前線が紹介され、放映後2千件以上の問い合わせがあったという。

うつ病で苦しむ多くの人々が関心を示したのだ。その中には、それまでの治療では治らなかった、あるいは薬の副作用で苦しんでいる人々、そしてその家族が多数いたに違いない。

日本で、うつ病を含む気分に障害のある人の数は100万人以上（2008年以降。厚生労働省サイトによる）と見積もられているらしい。

日本でも気持ちの落ち込みで苦しみ、治療は十分に効果を発揮していないと感じている人が多かったからかもしれない。

ＮＨＫスペシャルへの反響が大きかったのは、人々が薬に頼る医療からの脱皮を求めていたからじゃないだろうか。この番組の書籍版*10から、日本のメンタルヘルス医療は薬に頼る傾向が強く、人々がうんざりしている印象を受ける。

カウンセリングというもう一つの治療の柱も不十分で、アメリカなど欧米での普及ぶりとは比較にならないそうだ。そんな状況のなか、薬でない効果的な治療があると聞いたら、みんなが飛びつくのも当然だろう。

患者さんから「希望」する治療法

ケンに、彼の病院でのＴＭＳ治療の反響を聞いてみた。

「ある年のクリニックのデータでは、治療を受けたうつ病患者さんの多くがＴＭＳにより改善している。ニューヨークのクリニックでは90％、カリフォルニアのあるクリニックでは70％。さっき言った効果率を上回る結果だ。

これまで治らなかった方たちが、『よくなっている』という実感が我々にはあるんだ。

患者さんから『○○の治療が受けたい！』と言ってくることはあまり多くないんだけど、『TMSを受けたい！』と受診を希望する人は多い。逆に『薬の治療を受けたい！』と受診する人は少数派だけど」

2012年のNHKスペシャルへの反響を受けて、日本でのTMS治療はその後どうなったのだろうか？

私は自分なりに調べてみた。

残念ながら、その普及は欧米のようにスムーズではなかったようだ。

クリニックが東京を中心に全国的に広がってはきている。少しずつだけど、私たちに身近な治療となりつつあるようだ。ただ、まだ治療施設が限られていて、治療法の標準化が遅れているらしい。

TMS治療にはいろいろな手順や設定があり、それが治療の質を決めているそうだ。複雑な脳だ。正しい場所を整えていかないと、やはり不安だ。治療がより普及してくれば、質の均一化が起きてくることも期待できる。

そういったなか、2017年にようやく日本でTMS治療がうつ病に対し認可された。これを機に治療の普及に拍車がかかるだろう。治療施設がより身近にでき、治療費も下がり、多くの方たちが受けやすい治療になる。

うつ病には認可となったものの、身体の病気を整えるためのTMS治療は日本では未発達らしい。母の痛みなどの場合、うつ病治療に使うTMS機器とは異なる技術が必要らしい。

症例④ 高い効果と安全性

ある患者さんは、名門大学に在学中、うつ病にかかり休学を余儀なくされます。気力も集中力もなく、深く沈んだ気持ちが絶え間なく彼女を苦しめました。

優秀だった学業もままならず、日常生活にまで支障が出ました。人と会ったり、運動をしたり、趣味を楽しんだりすることがなくなり、多くの時間を家で過ごし、あるいはベッドで過ごすことも多かったようです。

考えられるさまざまな治療が試みられました。10を超える抗うつ剤が次々と用いられ、カウンセリングはもちろんのこと、電気けいれん療法という全身麻酔で行われる強い治療も行われました。

しかし、すべての治療の甲斐《かい》なく、症状はよくなることはありませんでした。それどころか、薬による副作用が彼女を苦しめました。

電気けいれん療法は、記憶力低下の副作用を起こしうるとの報告があります。彼女にとっては、すべてが悪いほうに作用したのです。

希望を失いそうになったとき、TMS治療を受ける決心をします。週3〜4回、全部で30回ほどのそれまでの治療と違い、TMS治療で問題になるような副作用は起こりませんでした。そして、TMSを続けるにつれ、うつ症状は徐々に改善していったのです。

症状が回復した彼女はその後、復学を果たしました。この方の特徴は、とにかくさまざまな治療を受けてきたこと。そして、ことごとく副作用が出てしまっていたことです。

この将来ある若者は、TMSにより人生が変わったようです。

第3章の「まとめ」

TMSは頭蓋骨の壁を乗り越えた先端医療。
うつ病から効果が確立され、難治性うつの6割が改善している。
薬に比べて、効果の高さと副作用の少なさが確立されている。

＊1 Fitzgerald PB and Daskalakis ZJ. The history of TMS and rTMS treatment of depression. Repetitive transcranial magnetic stimulation treatment for depressive disorders, Springer-Verlag Berlin Heidelberg, 2013

＊2 Compositiones Medicae, 46AD

＊3 Polson MJR, Barker AT, Freeston IL. Stimulation of nerve trunks with time-varying magnetic fields. Med Biol Eng Comput 1982; 20: 243-44.

＊4 Merton, P. A., Morton, H. B., Hill, D. K., & Marsden, C. D. (1982). Scope of a technique for electrical stimulation of human brain, spinal cord, and muscle. *The Lancet,* 320(8298), 597-600.

＊5 Barker, A. T., Jalinous, R., & Freeston, I. L. (1985). Non-invasive magnetic stimulation of human motor cortex. *The Lancet,* 325(8437), 1106-1107.

＊6 http://www.who.int/mediacentre/factsheets/fs369/en/

＊7　George, M. S., Wassermann, E. M., Williams, W. A., Callahan, A., Ketter, T. A., Basser, P., Hallett, M., & Post, R. M. (1995). Daily repetitive transcranial magnetic stimulation (rTMS) improves mood in. *Neuroreport,* 6, 1853-1856.

＊8　Carpenter, L. L., Janicak, P. G., Aaronson, S. T., Boyadjis, T., Brock, D. G., Cook, I. A., ... & Demitrack, M. A. (2012) . Transcranial magnetic stimulation (TMS) for major depression: a multisite, naturalistic, observational study of acute treatment outcomes in clinical practice. *Depression and anxiety,* 29(7), 587-596.

＊9　Neuronetics, Inc. (data on file) - Interim Study Analysis
Demitrack MA, Thase ME. Clinical significance of transcranial magnetic stimulation(TMS) in the treatment of pharmacoresistant depression: synthesis of recent date. Psychopharmacol Bull 42:5-38, 2009

＊10　ＮＨＫ取材班『ＮＨＫスペシャル　ここまで来た！うつ病治療』（宝島社、２０１２）

＊

※①O'Reardon, J. P., Solvason, H. B., Janicak, P. G., Sampson, S., Isenberg, K. E., Nahas, Z., ... & Demitrack, M. A.(2007). Efficacy and safety of transcranial magnetic stimulation in the acute treatment of major depression: a multisite randomized controlled trial. Biological psychiatry, 62 (11), 1208-1216.

※②Levkovitz, Y., Isserles, M., Padberg, F., Lisanby, S. H., Bystritsky, A., Xia, G., ... & Hafez, H. M. (2015). Efficacy and safety of deep transcranial magnetic stimulation for major depression: a prospective multicenter randomized controlled trial. World Psychiatry, 14(1), 64-73.

※③http://www.rxlist.com/lexapro-drug.htm

※④Levkovitz, Y., Isserles, M., Padberg, F., Lisanby, S. H., Bystritsky, A., Xia, G., ... & Hafez, H. M. (2015). Efficacy and safety of deep transcranial magnetic stimulation for major depression: a prospective multicenter randomized controlled trial. World Psychiatry, 14(1), 64-73.

第4章

脳から不調を治す

脳から身体を治す治療へ

「ＴＭＳはうつ病から、その効果が確立されていったのね。脳と医療の歴史や世界的に注目されていることも、わかったわ。

身体を整えるためのＴＭＳ治療についてもっと教えて」

「そうだね。うつ病への適応が一つの起爆剤だったＴＭＳ治療だけど、『脳から身体を整える』ための治療として注目されている。サツキのお母さんの痛みもそうだし、いろいろな症状に適応されてきていて、その可能性は広がる一方だ」

脳を整えることで、身体の病気を改善する――。ＴＭＳ治療は、その先導者と言ってよいでしょう。

ＴＭＳの利点は、病気の原因に基づいて治療が必要な脳の部分を整えられることです。いくつかの部位を同時に整えることもできます。場所だけでなく、さらには多彩な治療設定も可能です。

たとえば、用いられる磁気の周波数。「10Hzは脳を活性化し、1Hzは活動を鎮める」などのように、強さやパターンを調整できます（周波数は、1秒間に出る磁気の数です。10Hzは1秒間に10回の磁気が出ます）。

それだけ各々の症状に合わせて、最適な治療が調整できるのです。

世界には18種類くらいのTMS治療機械があるといわれています。よりよい治療のために、企業がしのぎを削って開発しているのです。

機械の違いの詳細は専門的になりますので他に譲りますが、大きく二つの種類に分けられます。「ディープ（深部）TMS」と「通常のTMS」です。

ディープTMS――〝脳の深く〟まで届く

「ディープ」つまり、磁気がより脳の「深く」まで届くタイプのTMSです。脳の深いところまで届くかどうかは、治療のうえで大事です。重さ1・5キロほどの脳を円に例えると、中心までは約5〜6センチ。

病気の症状によっては、脳の深い部分が関係していることがあります。その場合、磁気をその深い部分まで到達させて、治療する必要があります。

ディープTMSは治療可能領域が広く、さまざまな脳の部位を改善させる可能性があることがわかっています。


「ディープTMS」のコイル（磁気を出す部分）は、脳の表面から約1・8センチの深さまで磁気が届きます（厳密には脳を守る膜〈硬膜〉よりも深く到達する距離）。頭蓋骨にコイルをあて、そこから出る磁気が届く距離です。脳の表面からその深さまでの活動を整えられることになります。

ディープTMSの特許は、イスラエルの「ブレインズウェイ社」が持っており、複数のコイルも開発しています。コイルは、通常のH1コイルからH14コイルまであり、標準的なものから、さらに深部に到達することができるものがあります。

テンドラー医師のクリニックでみられたカラフルなコイルの種類の多彩さにより、さまざまな脳の領域、そして回路を整えることが可能になっています。

通常のTMS――より限定された部分に効く

「ディープTMS」以外の多くのTMS治療機器がこれにあたります。

デンマークの「マグベンチャー」、イギリスの「マグスティム」、アメリカで最初にうつ病へ認可を受けた「ニューロネティクス社」などが機器の製造に携わっています。日本で2017年に認可されたうつ病へのTMS治療機器は、このニューロネティクス社のもので、通常のTMSです。

ニューロネティクス社のTMS治療機器では、脳の表面から約0・7センチのところまで磁気が到達するとされます。ディープTMSとは1・1センチの差です。

磁気が届く範囲の神経細胞活動が調整されますから、活動に作用する脳の容積は、通常のTMSが3立方センチに対して、より深く磁気が到達するディープTMSは17立方センチと、5倍以上の違いとなります。

通常のTMSは磁気の到達の深さが限られるため、治療できる疾患が限られる傾向にあります。腰痛など痛みの多くは、脳の深いところを整える必要があり、通常のＴＭＳ機器では治療困難です。

ＴＭＳ治療では、病気のメカニズム（脳回路、脳の場所）により、整え方が変わります。ディープＴＭＳはより深く広く、そして多彩な回路を整える利点があり、より限定した回路を整える必要がある病気の場合は、通常のＴＭＳに一日の長があるでしょう。脳の深いところまで届くことを優先するか、限られた脳の部分を整えることを優先するか。どのＴＭＳ機器が適切かを、症状によって判断する必要があります。

期待される、さまざまな身体の症状への効果

ＴＭＳが治療しうる病気や症状を再び列記しますと、

慢性の痛み、耳鳴り、疲労、不眠、肥満、過食、拒食、片頭痛、認知症および軽度の認知障害（認知症ほどではない記憶の障害）、不安、タバコ、お酒、薬物などの依存、心のトラウマ（心的外傷後ストレス障害、あるいはＰＴＳＤ）、躁うつ病、強迫性障害、注意

欠陥多動性障害（ADHD）、自閉症、幻聴、パーキンソン病、脳梗塞後のリハビリ、線維筋痛症、多発性硬化症

などが挙げられます。

身体の病気（慢性の痛み、疲労、肥満、過食、拒食、線維筋痛症など）も多く含まれていますし、身体と脳の狭間のような病気（不眠、依存など）もあります。

いずれにしても、多数の病気や症状が対象になっていることに、お気づきいただけるかと思います。ここでは、主だった症状を取り上げ、TMSの可能性をご紹介します。

火照った脳を「クールダウン」させる

第2章でも述べたように、痛みには脳が関係します。

腰痛など、さまざまな痛みに「脳を整える」治療が効果的であることがわかっています。身体を動かすための脳の中枢、運動野をTMSで刺激します。運動野を刺激することで、痛みにより「ヒートアップ」してしまった脳の回路を「クールダウン」することが有効とわかっています（第2章参照）。

運動野は、それが担当する身体の場所によって脳のなかでの位置が違います。たとえば腰の運動野は、脳の真ん中の奥のほうにあります。そのため、腰痛の治療では深いところまで届く「ディープTMS」を用いた方法が効果的となります。痛みのためのTMS治療は、どのようなタイプのTMSを使うか、選択が大事です。

頭痛についても、見ていきましょう。

日本では、慢性の頭痛に悩まされている人が非常に多いといわれます。なかでも「片頭痛」は、突発的に繰り返す激しい痛みが特徴で、薬が効果的な場合もありますが、十分に治らない場合もあります。片頭痛にも、TMSの効果が知られています。

アメリカのFDAは、片頭痛のうち、痛みが起きているとき（オーラという物に輪がかかったように見える症状を伴う急性期）の治療として、「Cerena TMS」[*1]というTMS治療機器を認可しました。

うつ病と片頭痛が、アメリカにおいてはFDA認可されている疾患です。

「Cerena TMS」では後頭部を刺激します。通常のTMSあるいはディープTMSによっても、うつ病と同じ場所（背外側前頭前野）を刺激することの効果が報告されています。[*2]

また、痛みが起きている時のみでなく、予防的な治療（片頭痛が再び起きないように）としての有効性の報告もありますが、[*3]認可には至っていません。

糖尿病などによる四肢の神経痛（神経原性痛にあたります）へのＴＭＳの効果は、十分に確立されています。[*4]ディープＴＭＳによる効果を示す報告もあります。[*5]

最近の日本からの報告で、脚の痛みに対して運動野を刺激し、ディープＴＭＳのみが効果を示したとされています。[*6]通常のＴＭＳでは効果はありませんでした。

「脳の疲れ」が疲労感につながる

疲労感は、痛みと並んで頻度の高い症状です。

日本の一般成人の60％が訴え、人口の３分の１が慢性疲労を抱えているそうです。[*7]

「過労死」が国際語になるほど、働き過ぎによる疲労感が、日本では大きな社会問題になっています。

この疲労感を和らげうるという複数の所見が、TMSにあります。

多発性硬化症という神経内科の病気は、強い疲労を伴いやすいことがわかっています。[*8]テンドラー医師らは、ディープTMSで運動野と左背外側前頭前野を刺激することにより、多発性硬化症の疲労感を和らげることに成功しました。[*9]

線維筋痛症と呼ばれる、全身の痛みと疲労感を伴う疾患において、TMS治療により緩和することが指摘されています。[*10,11]

また、プレリミナリー（予備的）なデータでも、TMS治療により倦怠感が36・1％改善し、統計学的に有意な結果が示されています。

左背外側前頭前野を刺激することが、疲労を減らす脳の整え方である可能性があります。

「脳の疲れ」とみなされる中枢性疲労（あるいはメンタル疲労）という概念があります。それに関連する慢性疲労症候群という病気では、左右の前頭前野（前頭葉）が小さくなっており、疲労と関連していました。[*12]
日本のグループの研究によると、[*13]前頭葉の一部（内側眼窩前頭皮質）で疲労が感じられているとしています。やはり前頭葉です。[*14]「感知センター」である脳が、本来身体の症状である疲労を感知し、それに応じて変化をしているのです。こうして「変貌」した脳を整えることが疲労感の緩和につながります。

ＴＭＳは左背外側前頭前野を元気づけて、間接的にこの前頭葉の一部（内側眼窩前頭皮質）を整えることで疲労を緩和すると推測されます。

人は心がさまよったり、考えすぎたりするとＤＭＮ（デフォルト・モード・ネットワーク）という回路が過剰に動き始めます。脳の消費エネルギーの大半は、このＤＭＮで使われています。

ＤＭＮとは、内側前頭前野や後帯状皮質などから構成される脳内の回路で、私たちが何もしない時にも動き続けています。車でいうと、アイドリングをイメージしてもらうとわかりやすいでしょう。

DMNが過剰に使われているということは、いわば脳の「酷使」です。左背外側前頭前野のTMSによる刺激は、このDMNの作用を鎮めると考えられます。またマインドフルネス（第6章参照）という脳を整える方法も同じ作用をします。

しかし留意すべきは、疲れはさまざまな原因から発せられるという点です。TMSの適応は十分なアセスメントに基づいて考慮されるべきであり、漠然と疲れたからといってTMS治療を受けることは、世界標準になっていません。

アメリカで一般的な「耳鳴り」

アメリカでは約6千万人がもつ（生活に支障があるのは、その4分の1）とされる頻繁な症状です。[*15] いくつかの厳密な研究が行われ、TMS治療の効果が示されています。

耳鳴りのメカニズムとしては、聴覚野と呼ばれる耳の上あたりに位置する脳（側頭葉）の一部が過剰に活動しており、TMSにより鎮めます。

フォルマーという医師らによる最近のデータでは、慢性的な耳鳴りを持つ人の半分以上がTMSにより改善がみられるとしています。[*16]

ただ、耳鳴りのTMS治療は、少し特殊な手技になります。ここで詳しくは触れませんが、しかるべき実績のある治療者が行うことが望まれています。

「過食」「拒食」「肥満」を防ぐ!

人間の基本である「食事」。それをうまくコントロールするのは容易ではありません。むしゃくしゃして食べ過ぎてしまったり、ダイエットに成功したけれどリバウンドに苦しんだり……。巷《ちまた》でのダイエット法の氾濫《はんらん》をみると、いかに多くの人にとっての関心事であるかがわかります。

一方、生活習慣病、認知症といった健康問題にも、食生活による予防の意義が指摘されます。

人間の食行動には、理性を司る背外側前頭前野と欲求を担当する辺縁系のバランスが関係するとされます。[*17] 前者が理性脳、後者が動物脳と言ったらよいでしょうか。

つまり、理性脳が優位になれば理性が勝って食欲が抑えられ、動物脳が優位になれば感情によって食欲が抑えられず過食してしまうのです。

しかし、昨今の脳科学は、そのメカニズムがより複雑であることも示しています。食行動に問題のある人々では、ある脳の部位（頭頂葉と島《とう》皮質）が、食べ物をみた時にうまく反応していないことがわかったのです。

一方、拒食症（極端に食事を絞り、低体重などをおこす状態）の人に比べて、過食症の人では欲動を司る脳の部分（理性と欲望を取り持ち、頭頂葉と側頭葉の間にある島《とう》と呼ばれる部分など〈34ページ図1参照〉）の活動が高い。つまり、理性による欲望の抑制が十分に利いていないために、食事の抑制ができていないと考えられます。[*18]

島という場所は、シーソーのように理性と欲求のバランスをとる軸です。島の活動の状態、すなわちシーソーの傾き次第で、食行動の問題が起きるのではと考えられています。[*19]

本来、消化器を中心とした身体の働きに、このように脳が関与して「食行動」を左右します。第2章でも述べたように「キャッチボールの悪循環」は脳を変えていきます。そして、脳を整えることが身体の働き、つまり食行動を整えることになります。

島は奥まったところにあるため、ディープＴＭＳの技術が必要とされています。
こうして、肥満やメタボなどの生活習慣病を防ぐことも期待されています。

「吸いたい！」「飲みたい！」を抑える

人間は何かに依存しやすい生き物です。先の食事行動も依存の一種といえるでしょう。感情が満たされないと食べ物に走り、食欲を満たすことで一過性の充足を得る。そしてこれが習慣化する。食事行動の他にも、喫煙、携帯、ゲーム、ショッピング……とさまざまな依存が考えられるのですが、より深刻なのはアルコールや薬物への依存でしょう。この依存は、アメリカでは日本以上に大きな社会問題となっています。

依存の種は、日常のいたるところにあると考えていいでしょう。

一般に、依存の治療は困難を極めます。カウンセリング、薬の処方、依存を抱える人々が集まって助け合う自助グループなどの方法がありますが、治療には長い時間を要します。

しかし、「依存」の脳内メカニズムがわかってきています。大脳皮質と辺縁系の理性脳から動物脳へとわたる回路に異常があり、「タバコを吸いたい!」「お酒を飲みたい!」という欲動が抑えられなくなるのです。

TMS治療では、背外側前頭前野という理性脳の部分を刺激します。それによって、タバコ、お酒、コカインなどの欲動が抑えられる、と報告されています。[20]

また、食事行動の問題と同様に、島も治療ターゲットになりうると考えられています。

ディープTMSは、タバコ依存に対して、島と前頭前野の両方を同時に治療し、治療後の禁煙率44%を達成しています。これは日本でも禁煙薬としてポピュラーな「チャンピックス」(バレニクリン)に匹敵する高い成功率です。アルコール依存についても結果が出ています。[21]

ディープTMSを用いた治療が確立されつつあり、通常のTMSでは十分な実績に至っていないようです。

症例⑤　アルコール依存からの脱却

30代の男性は、仕事のストレスから徐々にアルコールの量が増えていきました。最初は晩酌程度でしたが、いつしかワインにウイスキーと、量も種類も加速していきます。ストレスからしばし解放されるその心地よさがお酒の量に拍車をかけます。

周囲は「飲み過ぎだ」と指摘しますが、本人はその事実を認めません。いつしか自分の力ではアルコールを減らすことができなくなりました。

さまざまな治療とともに、TMS治療が考慮されました。

ディープTMS治療によって、男性は徐々にアルコールを飲みたいという衝動に対処できるようになり、量も種類も減らすことができ、「依存」から脱することができました。

6〜7割の認知機能が改善!?

認知症は高齢化社会の現代において、一つの社会問題といってよいでしょう。

認知症は脳の加齢により起きる病であり、65歳以上の5人に1人が、「アルツハイマー病」にかかっているとされます。

予防策は数々いわれていますが、実際に認知症になった場合、その進行を遅らせるために薬を飲むことがせいぜい、というのが医療の現状です。効果的な治療法は見つけられていません。

認知症は、アミロイドβなどの老廃物の蓄積により、脳細胞が破壊され、引き起こされるとされます。特に前頭葉や、記憶の中枢の海馬などがある側頭葉、さらに頭頂葉が縮んでいく、あるいは活動が落ちていることがわかっています。

TMS治療では、それらの部分を選択的に活性化することが期待されます。ニューロニクス社開発の「neuroAD Therapy System」は、TMSと認知機能トレーニング（脳トレのようなもの）を組み合わせたシステムです。[*22]

最初に数十秒間、TMSの刺激を受け、直後に認知トレーニングを受ける。これを繰り返します。

刺激する脳の場所は、認知症で衰えていく6カ所。

認知トレーニングでは、刺激された脳の場所の働きをトレーニングします。TMSによって脳が刺激されたところの機能をすぐさま脳トレで鍛えるのです。

この「neuroAD Therapy System」は、無作為化対照試験で良好な結果が出ています[*23, 24, 25, 26]。

ヨーロッパでは、軽度から中程度のアルツハイマー病への使用許可が、CEによってなされています。CEの認可により、今後の治療効果のさらなる確立へと期待が膨らみます。そのほかの通常のTMSでも認知症の治療が試みられています[*27]。

ディープTMSは、側頭葉や頭頂葉（なかでも後帯状皮質という深い部分が重要）へのアプローチが可能です。アルツハイマー病に関連する、左右の前頭前野、側頭葉、頭頂葉を同時に刺激したり、後帯状皮質を含む左右の頭頂葉を刺激したりできます。

認知症や、その前段階の軽度認知障害を治療することが期待され、11例のアルツハイマー病患者における報告では、6〜7割に認知機能の改善がみられました（ただし、治療を受けなかった対照群の人々との比較はなし）[*28]。

26例のアルツハイマー病患者への無作為化対照試験では、4週間後に認知機能の改善がみられています。*29

他の治療困難な病気とTMS

強迫性障害（かつては強迫神経症）という病状があります。部屋汚れや鍵をかけたかどうかなどが気になって、手を洗い続けたり、何度も鍵をチェックしたりするなどします。

この一般に治療が困難とされる状態も、TMS治療の出現によって、これまでにない改善がみられることが期待されています。やはりディープTMSによる治療が必要で、アメリカでは国による認可が近くおりるとみられています。

アメリカとヨーロッパの認可の違い

「TMS治療の確立度が病気によって違うのね。それぞれの病気にどれくらい本当に効くのか、どれくらいデータは信頼できるのか、もうちょっとわかりやすくならないかな？」

「ＴＭＳの効果が示されている症状について触れてきたけど、うつ病のように効果と安全性が鉄壁のものもあれば、確立途上のものもある。現状では、ディープＴＭＳの技術が必要なものも多い。

それぞれの病気について、ＴＭＳ治療は実際にどれくらい本当に効くのか？　どれくらい信頼できるのか？　をもっとわかりやすい指標で示してみよう。

僕なりに科学的根拠に基づいた治療としての『確立度』を以下のようなカテゴリーにしてみたよ（図5参照）。国レベルで治療として認可されていること、特にアメリカのＦＤＡによる認可は治療としての確立度が高いことを示す。

それに続いて、臨床試験の進み具合などを踏まえて確立度を示してみた。

それから……サツキ。もしよければ、お母さんの治療をサンディエゴでするのはどうだろう？　ＴＭＳ治療は、日本では限られている。もちろん2人がよかったらだけどね」

図5｜TMS治療の確立度

1 認可されているもの：FDA、CE

国レベルの機関が、TMSが安全で効果があると認可したものです。アメリカのFDAとヨーロッパのCEについて示します（CEはより治療機器の安全性に重点を置き、FDAは効果と安全性を確認します。FDAのほうが認可まで1〜3年、時間が長くかかります）

【FDA】	【CE】
大うつ病、片頭痛	大うつ病、慢性の痛み、アルツハイマー病（認知症）、躁うつ病、心的外傷後ストレス障害（PTSD）、統合失調症の陰性症状、パーキンソン病、禁煙、自閉症スペクトラム障害、強迫性障害、多発性硬化症、脳梗塞

2 効果が強く立証されているもの（上記の認可されているものも含む）

無作為化対照試験という厳しい臨床研究で効果が証明されたもの

慢性の痛み、耳鳴り、大うつ病、片頭痛、アルツハイマー病、PTSD、自閉症スペクトラム障害❶、タバコ依存、アルコール依存、パーキンソン病、強迫性障害❷、慢性神経原性疼痛❸、多発性硬化症（疲労へのデータあり）、線維筋痛症（疲労を伴う）

3 効果が示されているが、まだ確立途上のもの

無作為化対照試験ではない臨床試験で効果が示されているもの、あるいは無作為化対照試験で効果が検討中のもの

軽度認知障害❹、肥満、拒食症、コカイン依存、注意欠陥多動性障害❺、双極性障害のうつ状態、統合失調症のネガティブ症状❻、高齢者のうつ病、統合失調症の妄想など。変わりどころでは、勃起不全への効果なども検討されています

※（ブレインズウェイによる情報をもとに、いくつかのアップデートが加えられている。これらの状況は刻々と変化するので、最新の情報をチェックすることをお勧めします。CEの認可は、主にディープTMS<ブレインズウェイ>をもとにしています）

❶ 自閉症やかつてアスペルガー症候群といわれた疾患で、TMS治療による社会性の向上などがいわれている

❷ 強迫観念（例：汚れが気になってしょうがない）と確認行為（手を何度も洗う）からなる治療の難しい疾患です。アメリカでは、ディープTMSがFDA認可を受ける見込みです（2017年7月の時点）

❸ 先に述べた、糖尿病によるものなど、神経が関係した長く続く痛み

❹ 認知症ではないが、年齢相応よりも記憶力が低下した状態。認知症の前段階の可能性がある

❺ 子供、大人の注意力の欠如、多動性（落ちつきがないなど）を特徴とする

❻ 意欲の低下などの症状

日本に帰ってから数カ月後、私は母を連れてサンディエゴへと渡った。ケンの元で母の腰痛治療を受けるためだ。やはり日本では痛みのためのTMS治療は難しかった。

ケンが教えてくれたように、うつ病以外の多くの病気に対して日本では発達途上のようだ。うつ病に認可を受けたのは通常のTMS機器で、ディープTMSと呼ばれる技術がないことが関係している。かかりつけの医師の承諾を得て、一刻も早く痛みから解放されたい母は長時間のフライトを耐えた。

笑顔で私たちを迎えてくれたケンと医療スタッフは、母の痛みのアセスメントをし、丁寧に治療内容を説明してくれた。

ディープTMSにより、腰の動きを司る運動野という脳の部分を見つけることから始まった。そしていよいよその運動野を刺激するTMS治療が始まると、母の痛みが和らぐのにあまり時間はかからなかった。

完全に痛みがなくなったとは言わない。でも、母が痛みで苦しむ頻度は減り、ちょっとした立ち仕事や、人との交流を楽しむことができるようになった。どれも長らくできなかったことだ。

何より、母の表情が明るくなった。元来の彼女が戻ってきたみたいで、すごく嬉しかった。

治療の間、ケンたちは親身にサポートをしてくれ、母がよくなるのを後押ししてくれた。副作用もなく、1回20分ほどの治療は母にとってそれほど負担ではなかった。その頻度や期間には個人差があるそうだ。

治療のために滞在したホテルが病院から近かったことも、痛みのある母にとっては正解だったようだ。アメリカなどそれまで来たことのなかった母は、ケンの両手を握り、日本語で感謝の言葉を連発した。ケンの目にも涙が見えたような気がした。

母の最後の治療が終わると、今回の滞在でほとんど初めてケンと二人の時間ができた。

明日、日本へ帰るという日だった。

「ケン、本当にありがとう。なんとお礼を言ったらいいのか」

「お礼なんていいよ。お母さんがよくなって本当によかった。医療には100％ってないからね。このTMS治療ですべての人を救えるわけじゃない。だから、お母さんに効果があってよかった」

「ケン、聞いていい？　どうして私たちにここまでしてくれたの？」

しばらく沈黙して、ケンは言った。

「サツキ、僕はかつて製薬会社にいたと言ったよね」

「ええ」

「実を言うとね、あの頃の僕は薬がすべてだと思っていた。よい薬を開発すればどんな病気だって治せると信じていた。脳科学を修めたからって少し天狗になっていたんだね。薬の研究開発ばかりに没頭していた。

もちろん、製薬会社だから、ビジネスとして薬を売り込むことは会社全体で当然のことさ。でもね、いつしか知らないうちに周りが見えなくなってたんだよ。会社が開発した薬で予期せぬ副作用がわかった。でも会社はその薬の売り込みを弱めることはしなかった。

結果、多くの人々が副作用からくる合併症で苦しむことになったんだ」

ケンの顔が心なしか歪《ゆが》んでいた。

「その頃なんだ。うちの母は、サツキのお母さんのようにある種の痛みに苦しみ始めた。僕はというと、そんな母によくなってほしいからって、仕事の忙しさと薬への信奉から次から次へと痛み止めを勧めるばかりだった。それも一つじゃなく、二つ、三つと重ねてね。

母のつらそうな姿を見ていると、どうにかしてあげたいと思うあまり自分にブレーキがかけられなかった。挙げ句、母は転倒したことがきっかけで死んだ」

私は声も出さずに息をのんだ。

「薬の副作用さ。歩行が不安定になって、転んだ勢いで頭を打った。しばらく寝たきりになって、それからは早かった」

「そんなことがあったなんて……」

「いいんだ。よく考えたら笑い話だよ。製薬会社に勤める息子が親を薬の副作用で失うなんて」

ケンは涙声になっていた。

しばしの沈黙ののち、彼は静かに言った。

「君のお母さんの話を聞いて、他人事じゃないと思ったよ。母を失ったショックから製薬会社を辞めた僕は、薬に頼らない医療をしようと医学部に入り直した。

その僕が母と同じような状況の家族を持つ君に偶然出会ったんだ。製薬会社の社員が薬の副作用で親を失う皮肉があるのなら、いま医師となった僕が母と同じ境遇で苦しむ人を今度は本当に助けられる機会が与えられるのも偶然じゃないと思ったんだよ」

なぜ日本での普及が遅れたのか

日本では、2017年にようやく認可されました。大反響のあった12年のNHKスペシャルから、5年の歳月が経っていました。

遅れの原因は、新しい治療機器に対する日本の認可システムの厳しさにもあります。認可されなければ保険の適用がなく、患者さんにとっては手の届きにくい治療になります。また、その治療を提供できる医療機関も限られ、近くで受けることが難しくなります。

もう一つの懸念材料は、TMS治療が日本で正しく認識されていない可能性です。国立大学の教授レベルであっても、この治療の効果や意義について正しく理解されていない場合もあるようです。

治療者側が正しく理解していないことが、TMS治療の普及の滞りにつながっている可能性もあります。

一方、世界ではTMSの普及が進んでいます（第2章参照）。アメリカでの普及の背景をみていると、医療の正すべきところはすぐに正し、正しい方向へ向かおうとする姿勢があります。

「これまでの治療では十分に効かない」「薬を処方しても副作用がでてしまう」「副作用に苦しむことなく、より自然で、しかも科学的に証明された治療を人々が求めている」

――。

「ならば」とすぐに行動に移す姿勢。そして、それが医療のブレイクスルーにつながっているのではないか、そんな気がしています。

本章で取り上げた、痛み、疲れ、耳鳴り、過食、依存、認知症などを乗り越えるのに、多くの人が薬ばかりに頼った治療を望まなくなってきています。今後の日本での普及が望まれます。

症例⑥　「先生、歩けたんですよ」

ある日、携帯にメッセージが入っていました。

「先生、歩けたんですよ。今日、杖なしで」

添付された動画を再生すると、見覚えのある男性が海岸沿いを歩いています。

実はこの男性、長年腰痛を患っていて、つい先日まで杖を使ってヨチヨチ歩くのがようやくだったのです。

それまで受けてきた数々の治療は残念ながら功を奏さず、最後の拠り所として受けたTMS治療。改善がみられたのは、ほんの数週間後のことでした。

TMS治療を契機に表情や活動は少しずつ改善し、気分や体調もずいぶんと回復。日本へと帰っていかれました。

第4章の「まとめ」

TMS治療は、さまざまな身体の症状に効果がみられ、「脳を整えて、身体を治す」治療の最先端である。

TMSにはさまざまな種類があり、症状に応じて的確な選択をする必要がある。

*1 http://www.eneura.com/stms_overview.html

*2 Lefaucheur, J. P., André-Obadia, N., Antal, A., Ayache, S. S., Baeken, C., Benninger, D. H., ... & Devanne, H. (2014). Evidence-based guidelines on the therapeutic use of repetitive transcranial magnetic stimulation (rTMS). *Clinical Neurophysiology*, 125 (11), 2150-2206.

*3 Misra, U. K., Kalita, J., & Bhoi, S. K. (2013). High-rate repetitive transcranial magnetic stimulation in migraine prophylaxis: a randomized, placebo-controlled study. *Journal of neurology,* 260(11), 2793-2801.

＊4 Lefaucheur, J. P., André-Obadia, N., Antal, A., Ayache, S. S., Baeken, C., Benninger, D. H., ... & Devanne, H.(2014), op. cit.,2150-2206.

＊5 Onesti, E., Gabriele, M., Cambieri, C., Ceccanti, M., Raccah, R., Di Stefano, G., ... & Inghilleri, M.(2013). H-coil repetitive transcranial magnetic stimulation for pain relief in patients with diabetic neuropathy. *European Journal of Pain,* 17(9), 1347-1356.

＊6 Shimizu T, et al.(2017). Efficacy of deep rTMS for neuropathic pain in the lower limb:a randomized, double blind crossover trial of an H-coil and figure-8 coil. J Neurosurg 3:1-9

＊7 Kuratsune, D., Tajima, S., Koizumi, J., Yamaguti, K., Sasabe, T., Mizuno, K., ... & Watanabe, Y.(2012). Changes in reaction time, coefficient of variance of reaction time, and autonomic nerve function in the mental fatigue state caused by long-term computerized Kraepelin test workload in healthy volunteers. *World Journal of Neuroscience,* 2(02), 113.

＊8 Vercoulen, J. H., Hommes, O. R., Swanink, C. M., Jongen, P. J., Fennis, J. F., Galama, J. M., ... & Bleijenberg, G.(1996). The measurement of fatigue in patients with multiple sclerosis: a multidimensional comparison with patients with chronic fatigue syndrome and healthy subjects. *Archives of neurology,* 53(7), 642-649.

＊9 Tendler A, Sisko E, Allsup H, DeLuca L. MS Fatigue: Stimulation over motor cortex followed by stimulation over prefrontal cortex Deep Repetitive Transcranial Magnetic Stimulation (dTMS) for Multiple Sclerosis (MS) Fatigue, Irritability and Parasthesias: Case Report. *Brain Stimulation Volume 7, July 2014 e24-e25*

＊10 Lefaucheur, J. P., André-Obadia, N., Antal, A., Ayache, S. S., Baeken, C., Benninger, D. H., ... & Devanne, H. (2014), op. cit.,2150-2206.

＊11 Hou, W. H., Wang, T. Y., & Kang, J. H. (2016). The effects of add-on non-invasive brain stimulation in fibromyalgia: a meta-analysis and meta-regression of randomized controlled trials. *Rheumatology,* 55 (8), 1507-1517.

＊12 Okada, T., Tanaka, M., Kuratsune, H., Watanabe, Y., & Sadato, N. (2004). Mechanisms underlying fatigue: a voxel-based morphometric study of chronic fatigue syndrome. *BMC neurology,* 4 (1), 14.

＊13 Mizuno, K., Tanaka, M., Yamaguti, K., Kajimoto, O., Kuratsune, H., & Watanabe, Y. (2011). Mental fatigue caused by prolonged cognitive load associated with sympathetic hyperactivity. *Behavioral and brain functions,* 7 (1), 17.

＊14 Tajima, S., Yamamoto, S., Tanaka, M., Kataoka, Y., Iwase, M., Yoshikawa, E., ... & Ouchi, Y. (2010). Medial orbitofrontal cortex is associated with fatigue sensation. *Neurology research international, 2010.*

*15 Piccirillo, J. F. (2016). Transcranial Magnetic Stimulation for Chronic Tinnitus. *Jama,* 315(5), 506-507.

*16 Folmer, R. L., Theodoroff, S. M., Casiana, L., Shi, Y., Griest, S., & Vachhani, J.(2015). Repetitive transcranial magnetic stimulation treatment for chronic tinnitus: a randomized clinical trial. *JAMA otolaryngology-head & neck surgery,* 141(8), 716-722.

*17 McClelland, J., Bozhilova, N., Campbell, I., & Schmidt, U.(2013). A systematic review of the effects of neuromodulation on eating and body weight: evidence from human and animal studies. *European Eating Disorders Review,* 21(6), 436-455.

*18 Brooks, S. J., Owen, G. O., Uher, R., Friederich, H. C., Giampietro, V., Brammer, M., ... & Campbell, I. C.(2011). Differential neural responses to food images in women with bulimia versus anorexia nervosa. *PLoS One,* 6(7), e22259.

*19 Brooks, S. J., Rask-Andersen, M., Benedict, C., & Schiöth, H. B.(2012). A debate on current eating disorder diagnoses in light of neurobiological findings: is it time for a spectrum model?. *BMC psychiatry,* 12(1), 76.

*20 Gorelick, D. A., Zangen, A., & George, M. S.(2014). Transcranial magnetic stimulation in the treatment of substance addiction. *Annals of the New York Academy of Sciences,* 1327(1), 79-

93.

*21 Girardi, P., Rapinesi, C., Chiarotti, F., Kotzalidis, G. D., Piacentino, D., Serata, D., ... & Brugnoli, R.(2015). Add-on deep transcranial magnetic stimulation(dTMS) in patients with dysthymic disorder comorbid with alcohol use disorder: a comparison with standard treatment. *The World Journal of Biological Psychiatry,* 16(1), 66-73.

*22 http://www.neuronixmedical.com/neuroAD/

*23 Rabey, J. M., Dobronevsky, E., Aichenbaum, S., Gonen, O., Marton, R. G., & Khaigrekht, M. (2013). Repetitive transcranial magnetic stimulation combined with cognitive training is a safe and effective modality for the treatment of Alzheimer's disease: a randomized, double-blind study. *Journal of Neural Transmission,* 120(5), 813-819.

*24 Lee, J., Choi, B. H., Oh, E., Sohn, E. H., & Lee, A. Y.(2016). Treatment of Alzheimer's disease with repetitive transcranial magnetic stimulation combined with cognitive training: a prospective, randomized, double-blind, placebo-controlled study. *Journal of Clinical Neurology,* 12(1), 57-64.

*25 Rabey, J. M., & Dobronevsky, E.(2016). Repetitive transcranial magnetic stimulation(rTMS) combined with cognitive training is a safe and effective modality for the treatment of Alzheimer's disease: clinical experience. *Journal of Neural Transmission,* 123(12), 1449-1455.

＊26 Nguyen, J. P., Suarez, A., Kemoun, G., Meignier, M., Le Saout, E., Damier, P., ... & Lefaucheur, J. P. (2017). Repetitive transcranial magnetic stimulation combined with cognitive training for the treatment of Alzheimer's disease. *Neurophysiologie Clinique/Clinical Neurophysiology,* 47(1), 47-53.

＊27 Nardone, R., Tezzon, F., Höller, Y., Golaszewski, S., Trinka, E., & Brigo, F.(2014). Transcranial magnetic stimulation (TMS)/repetitive TMS in mild cognitive impairment and Alzheimer's disease. *Acta Neurologica Scandinavica,* 129(6), 351-366.

＊28 Avirame, K., Stehberg, J., & Todder, D.(2016). Benefits of deep Transcranial Magnetic Stimulation in Alzheimer disease: case series. *The Journal of ECT,* 32(2), 127-133.

＊29 Coppi, E., Ferrari, L., Nuara, A., Chieffo, R., Houdayer, E., Ambrosi, A., ... & Magnani, G.(2016). Repetitive Transcranial Magnetic Stimulation(rTMS) applied with H-coil in Alzheimer's disease: A placebo-controlled, double-blind, pilot study. *Clinical Neurophysiology,* 127(4), e148-e149.

第5章

「バランス脳」をつくる習慣

脳のバランスが崩れる「くせ」とは

母を無事に日本へ連れ帰り、私はOL生活に戻っていた。

ケンはその後も何かとアドバイスをくれた。「脳のくせ」「考え方の特徴」、そして「食事」について。

母の経過は順調で、父もその回復ぶりに驚いている。そして何カ月かが過ぎ、12月にさしかかった頃だ。メールを送ってもケンからの返事がなかなか来ない。ようやく来たメールには、

「ごめん、サツキ。学会があって忙しかったんだ」

そしてまた沈黙だった。アメリカと日本、距離のある交流はいつしか私にとって不満になっていた。母のために助けてくれただけ、と理解しようと思っても気持ちがおさえられなかった。クリスマスを前に私は決心する。

「ケン、クリスマスにサンディエゴに行くわ！　もうチケット取ったの」

返事は冷たかった。

「ええ！　そんな急に困るよ」

私の脳裏には、アメリカ人の彼女が浮かんだ。

「ケン、私のことなんかほんとは相手にしたくないんでしょ！」

「サツキ、本当に忙しいんだ。ごめん」

私はチケットを即キャンセルした。


前章までで説明したように、「脳を整える治療」は世界的に注目され、普及しつつある医療です。脳と身体が悪循環に陥ることで生まれた脳の「変貌」を効果的に解除する――。痛みなどの症状で、「脳を整える」ことの意義が証明されてきました。

ＴＭＳは、そうした治療法の一つです。

しかし、「脳を整える治療」の普及の度合いは、地域によってさまざまです。本章では、日常的に、自分でできる「脳の整え方」を紹介します。脳の「変貌」を解除するだけでなく、よい「脳」を培っていく方法です。

ここでは、現代人が抱える「疲労」「ストレス」という観点から、脳を整え、そして身体を整える方法を掘り下げていきます。そして、脳を整えることで実現される、「バランス脳」を目指していきます。

「バランス脳」とは、脳の〝しなやかさ〟です。外からのストレスにも柔軟に対応し、たまった疲れをリフレッシュできる潤いのある若々しい脳です。脳の〝しなやかさ〟が自律神経のバランスや免疫力、さらには身体の健康全体にポジティブな影響を及ぼします。

そのためにも、リフレッシュしにくい脳にはどんな「くせ」があるのかを知る必要があります。脳のバランスが崩れてしまう、その「くせ」を見ていきましょう。

私は日々の診療のなかで、過労ぎみの人、睡眠不足の人、ストレスを抱えている人、気分が落ち込んでいる人と接する機会が多くあります。これらの人には「疲れやすい」という共通点があります。脳には、一般に以下のような特徴があります。

1．慎重である

自分の身を守るために安全を重んじます。そのために脳は、「恐れ」を持ちやすいという特徴があります。

2．律儀である

一度学習し、覚えたことには、繰り返し反応をします。痛みの慢性化で述べた「条件付け」もそうです。一度覚えたことが、かえって痛みを長引かせるのは、「律儀」な脳のくせでもあるのです。

3．動きたがる

片時も休まずに何かをしようとする――。「落ち着きがない」というのも、脳が持っている傾向です。「働き者」であるともいえるのですが、休ませることが意外と簡単ではありません。

4.「考え」は自分が生んでいると思っている

私たちは一日を通して、さまざまなことを考えます。ほっておいても雑多な考えが浮かんでは消えているでしょう。そして、雑多な考えをしているのは自分自身と思っています。ネガティブな考えがあれば、ネガティブな「自分」がそれを生み出していると思いがちです。

もちろん考えを生むのは自分の脳なわけですが、「考えている自分」と「考えている内容」を同一視してしまう傾向があります。

5.「下剋上」が起こりやすい

理性を司る理性脳は、感情を司る感情脳を上から抑えつけるのが一般的です。つまり、理性が感情を制御するのです。しかし、ストレスがかかると、感情脳が理性脳を上から抑えつけようとします。「下剋上」が起こりやすくなり、感情が理性に勝ってしまうのです。

ストレスがかかると感情優位になってしまうのは、多くの人に心当たりのあることでしょう。

疲れやすい人の「脳のくせ」

では、この脳の特徴を念頭に置いて、疲れやすい人の脳のくせをみていきましょう。

心がさまよう

2010年の科学雑誌「サイエンス」に、ハーバード大学のグループがセンセーショナルな論文を発表しました。[*1]

iPhone用に開発したアプリで、現代人の「心のさまよい（mind wandering）」が幸せにどう影響するのかを検討したのです。

携帯電話・スマートフォンが普及していることもあり、この研究は多くの人々（2250人、平均年齢34歳）のデータをリアルタイムに取得することに成功しました。アメリカ人のデータが主ですが、アプリは83カ国で用いられています。[*2]

結果、参加者の起きている時間の半分近くの46・9%は「心がさまよっている」状態だとわかりました。

「心がさまよう」とは、「その時に行っていることとは、他のことを考えていること」と定義されています。つまり、自然に考えがあれこれ湧いてくる、「動きたがる」脳のくせの表れです。

心がさまよっている時は、さまよっていない時に比べて、人は不幸せであることが研究で示されました。

つまり、日常のいろいろな活動に没頭している（そのこと以外考えていない）状態が、人間にとって幸せだったのです。そして、不幸せだから心がさまようのではなく、どうやら心がさまようから不幸せなのだということも、検討の結果からわかりました。

私たちの脳は、他のことをあれこれ考えてしまうくせがあります。昔から「雑念を取り払い、目の前のことに集中しましょう」と言われますが、あれこれと考えてしまうのは、「脳のくせ」だったのかもしれません。

「心のさまよい」は、脳の中のDMNという回路が関係していることがわかっています。[*3]

第4章でも登場した「デフォルト・モード・ネットワーク（DMN）」です。

疲れやすい人は、脳の消費エネルギーの大半を使うDMNを酷使している可能性があります。その結果、心身にネガティブな影響を及ぼしているかもしれないのです。

休まない

これも脳の「動きたがる」特徴からくるものです。休息をとらない脳が疲れやすいのは、ある意味当然ですね。

ちょうど徹夜明けで、頭が「ぼーっ」として集中力や記憶力が落ちている状態を想像してみるといいでしょう。仕事中も休みをとらないと、集中力が低下し、ミスをしやすくなりますね。また何かを延々と繰り返していると、飽きることがあります。これも脳が疲れているサインです。

個人差があっても、適度なブレイク（休息）をとる重要性は変わりません。休息をとらないと、DMNを中心に脳に老廃物が蓄積することがいわれています[*4]。睡眠不足は、脳がリフレッシュする機会を奪い、疲れさせるのです。

わがままな脳

「自分が、自分が」というくせは、脳の後帯状皮質を活発化させることがわかってきました。[*5,6] さらには、内側前頭前野も関連しています。[*7] どちらも先のDMNの重要な部位を担っており、ここを使いすぎることは、疲れやすさにつながるようです。

人間をあるお化けに例えた、次のような話もあります。

そのお化けは、口が大きく、胃袋も大きいのですが、それをつなぐ食道は大変細い。胃袋は大きく空っぽで、口から何かを食べ、胃袋を満たしたがっています。欲望のままに、食べ物を大きな口へと流し込みます。

空腹の胃を一刻も早く満たすために、次から次へと。しかし、食道が細くて食べ物は喉《のど》を容易に通りません。むしろ痛みが伴います。胃袋が満たされても、欲が再び芽生え、また痛みを伴いながら食べ物を流します。

これは、人間の欲には、痛みが伴うということを示した話です。

ストレスがかかると特に、理性脳と感情脳に「下剋上」が起き、欲動が優位になります。脳の後帯状皮質はさまざまな人間の欲に関連しているといわれます。欲は一時的な快楽を与えるかもしれませんが、苦しみももたらします。

このようなサイクルは、脳にとって休息がとれない悪循環なのです。

もう少しわかりやすい例を挙げましょう。

あなたがダイエットをしているとします。甘い物を食べないと誓います。でもあるストレスがきっかけで、甘い物が食べたいという欲求があなたを支配します。感情脳が優位になったのです。一方、ダイエット中だから甘い物は控えるという理性を司る脳は、ストレスによってスイッチが切れてしまっています。「わがままな脳」は下剋上と表裏一体なのです。

ストレスに敏感

ストレスを受けると、理性の中枢である前頭前野がスイッチオフになります。逆に、脳の深部の情動を担う扁桃体が優位となります。この状態が頻繁に起きると、脳は疲れやすくなります。

扁桃体が優位になれば、自律神経やストレスホルモン系を過剰に活発化させます。そして動悸《どうき》がしたり、胃が痛くなったりと、身体への変調が起きます。

ストレスに敏感な原因はさまざま考えられますが、たとえば、「自分がない」場合。他者からの評価を基準にし、その承認があるか否かに左右されやすい。つまり、自分の価値基準がはっきりしておらず、周囲に振り回されやすくなります。その結果、ストレスがたまるのです。

また、他人と比較ばかりしたり、褒められても額面通り受け取らなかったりと、「自尊心が低い」こともストレスがたまりやすくなる原因です。

仏教の究極のゴールの一つに、「反応しない」があるそうです。ストレスに直面すると、すぐに、しかも過剰に反応してしまうのは、脳の特徴でもあります。それが行き過ぎると心身ともに私たちのエネルギーを奪います。

疲れやすい人の「考え方の特徴」

疲れやすい人の「脳のくせ」を見てきましたが、疲れやすい人には「考え方の特徴」もあります。その考え方の特徴も見ていきましょう。

①考えすぎる

あることについて一度考えた後に、「ああ、やっぱりこうかな？　でもこうなったらどうしよう。いや、ちょっと待てよ」と別の考えが連なる場合があります。過剰思考(Overthinking)という現象です。とにかく必要以上に考えすぎてしまうのです。

同様に、反芻《はんすう》思考(Rumination)もあります。一つのことに長く思い煩《わずら》い、しかも同じサイクルをグルグルと繰り返してしまう傾向です。過去のことについて「こうしておけばよかった……」などと、ネガティブにいつまでも考えてしまいます。

強迫思考（Obsession）は、こういった思考を振り払おうと思っても振り払えない状態です。

脳は基本的に「怖がり」です。こういった「考えすぎる」特徴は、DMNが過剰に活動することと関係します。ある出来事を過大に受け止めて必要以上にストレスを感じてしまう、あるいは最悪の事態を想定して強く不安になってしまう状態となります。

②悲観的

ネガティブな考えは、さまざまな弊害をもたらします。あなたの気分を暗くします。そのせいで、チャンスをやり過ごしてしまうかもしれません。

たとえば、その日は疲れがなく体調がいいときでも「今日はたまたま」と否定的に考えてしまいます。自分にいいことがあっても、ネガティブに考えてしまうのです。

悲観的に見積もるのは、最悪の状態への準備とも考えられます。

なぜ人はネガティブになりやすく、「ポジティブになろう」と声をそろえるのでしょうか。慎重で恐れを抱きやすい脳の特徴が関係していると思われます。

③完璧主義

何をするにも、とことんまで突き詰めようとして「0か100か」「白か黒か」で物事を考えてしまう傾向があります。これも疲れの原因となります。

物事をコントロールしようとしすぎていませんか？「安全」や「安定」を求めるあまり、スケジュールをガチガチにしたり、先のことばかり考えたり。そして少しでも予定通りにいかないとカーッとなる。

何事も完璧にやろうとすると、柔軟性が乏しくなり、ストレスへの対処も限られてしまいます。「こうであるべき」とする思考パターンは、自分を縛り、ストレスの温床になります。同様に、「自分に厳しい」人も疲れやすいでしょう。

④タスク・オリエンティッド

時間が空けば、そこを作業（タスク）で埋めてしまう。空いた時間をぼんやりとリフレッシュするための休息に使えない。「動きたがる」脳の傾向です。英語で言えば、

「Being」でなく、「Doing」の傾向です。

こういった傾向の方は生産性が高い傾向にあるかもしれませんが、逆に休めなくなります。

⑤恐れが原動力

自分を守るために「恐れ」を抱きやすいという脳の特徴は、時にそればかりに流されがちです。私たちは、恐れ（あるいは不安と言ってもよいでしょう）の感情を行動や選択の基準にしてしまう傾向にあります。たとえば日常の場面でも、「将来が不安だから、生命保険に入ろう」とか、「嫌われたら怖いから、友達とのパーティーには参加しないでいよう」といったことがあるでしょう。

しかし、恐れにばかり主導されていると、やはり疲れの原因になります。

「バランス脳」の仕組みを知る

では、私たちは脳をどのような状態に保てば、ストレスに強く、疲れにくく、そして身体をよりよく整えられる「バランス脳」を実現できるでしょうか？

脳科学的視点から、「バランス脳」の構造を分析してみます。

たとえば、うつ病の方の多くには、ストレスに対する脆《もろ》さがみられます。

さらに、痛みや疲労といった身体の状態は、うつを伴うことが多く、双方が影響しあい、悪循環を形成します。つまり、その状態とは逆を目指していくことが、バランス脳をつくるときの指針となります。

ウェイン・ドレベッツらは、うつにおける脳回路の特徴を詳細に検討しました。[*8]脳の回路を示した次のページの図6をご覧ください。鍵になるのは、DMN（図の上部分）の一部である内側前頭ネットワークと扁桃体です。

内側前頭ネットワークは前頭葉の中でも中心線に近いところにあり、身体からの情報を入手し、脳から身体へつながる出口である視床下部や中脳水道周囲灰白質を介して、身体の状態を調整します。

ですから、視床下部と内側前頭ネットワークにつながる前帯状皮質には、疲労感と関

図6｜脳の回路

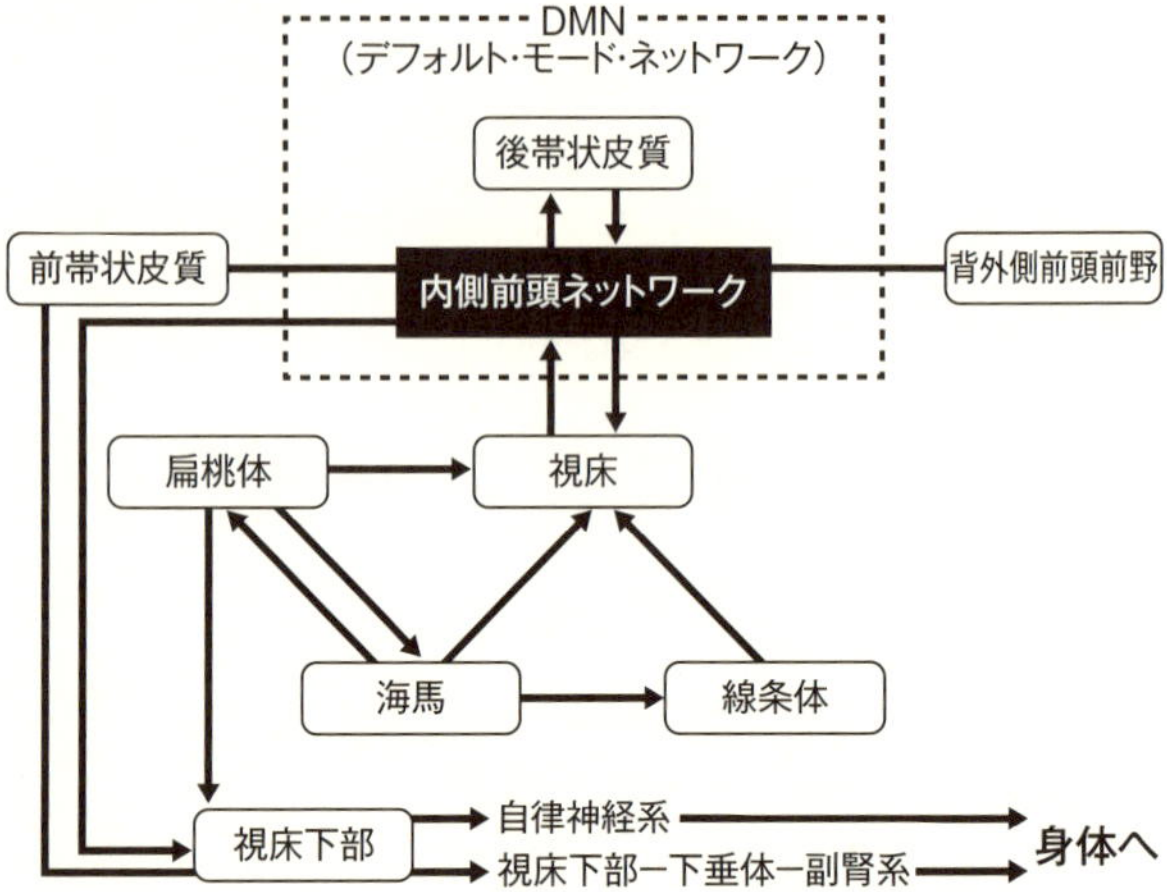

係があったという報告*9も頷《うなず》けるわけです。中脳水道周囲灰白質は、痛みを脳から調節する場所ともされています。

疲労や痛みなど身体の感覚の情報が脳へと送られてきた時、内側前頭ネットワークは、それらの感覚を整えるのに大切な部位なのです。このネットワークは帯状皮質のなかでも前帯状皮質と後帯状皮質に密接につながっています。

後帯状皮質が、我欲や依存などに関係するＤＭＮの主要部位というのは前述したとおりです。

一方、扁桃体はストレス反応の中枢です。扁桃体も視床下部という身体への窓を通して、身体を調節していることが図からおわかりいただけるかと思います。

第2章で、脳と身体はつながっているというお話をしましたが、その確立された経路に、自律神経系（交感神経、副交感神経）と視床下部－下垂体－副腎系（ホルモンを介する）があります。

視床下部にはさまざまな「番地」があり、そこから自律神経を調整するところ、あるいは下垂体－副腎系へとつながる場所などがあります。内側前頭ネットワークも扁桃体も、これらの場所すべてへとつながり、結果として身体を整えるのです。

「ストレスに強い脳」のつくり方

うつの時には、感情と密接に関係した脳の部位である、内側前頭ネットワークと扁桃体の活動が亢進《こうしん》していることがわかっています。*10,11 対照的に、理性を担当する背外側前頭前野などの活動が低下しているのです（図7参照）。

ストレスにさらされることで、感情脳の活動が上昇したまま固定され、逆にスイッチオフになった理性脳の活動が落ちたままになってしまうのです。これはストレスにうち

図7｜バランスを失った脳の回路

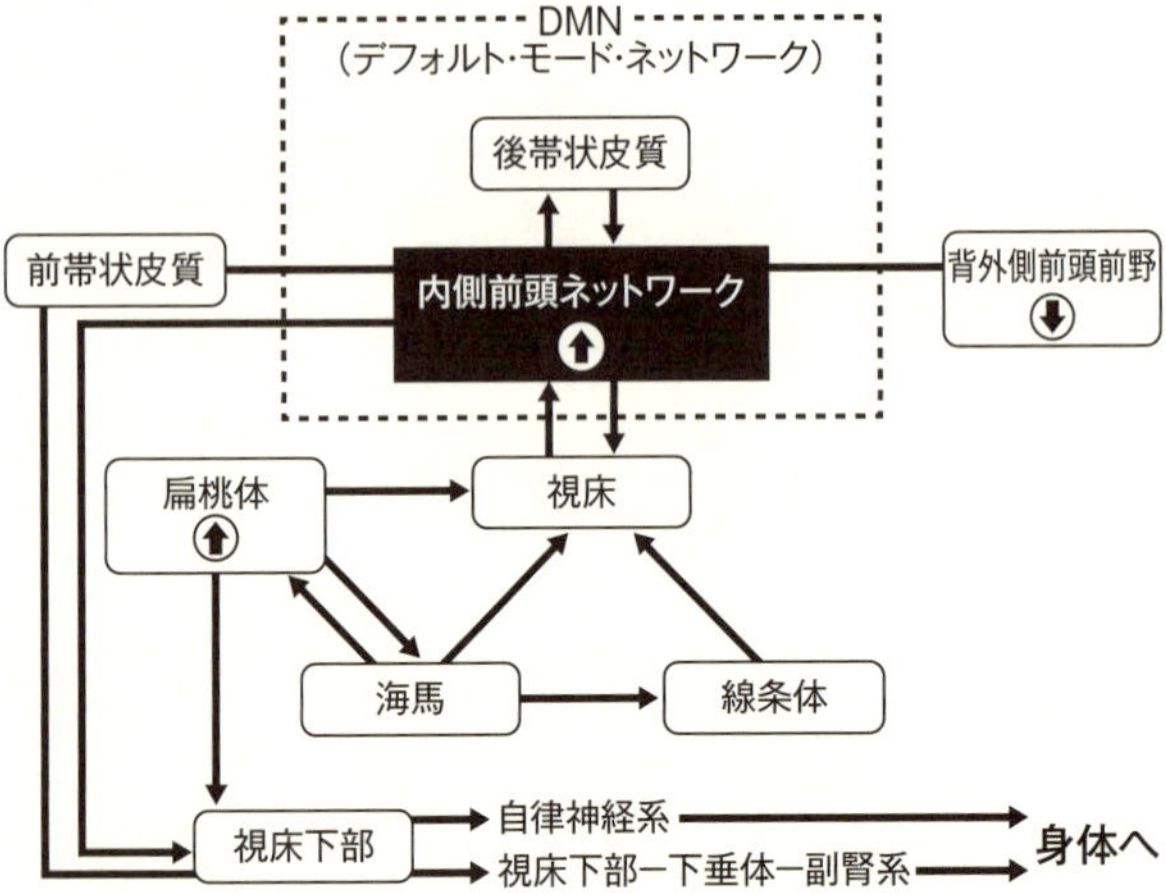

のめされ、対抗できない脳の状態といえます。

感情サイドの内側前頭ネットワークと扁桃体の活動上昇は、身体へ影響し、自律神経の乱れやストレスホルモンの分泌、免疫機能の変化などをもたらします。一方、理性脳の低下は、集中力や判断、思考の低下をもたらします。

この逆の状態の脳を目指せばストレスに強い脳になると考えられます。以下のような状態が「バランス脳」に求められるでしょう。

1. 扁桃体の活動が鎮まっている
2. 内側前頭ネットワークが鎮まっている
3. DMN（2の一部である内側前頭前野と後帯状皮質を含む）が鎮まっている
4. 背外側前頭前野などの理性脳がしっかり働いている

このような状態になれば、ストレスに強く、痛みや疲労を含む身体の状態を整えるのにベストな脳に近づくといえるでしょう。

TMSは少なくとも1、3、4を実現します。先に述べた疲れやすい人の脳のくせは、このベストな脳とは逆の状態にあります。


もちろんストレスや予期せぬ事態により、バランスが揺さぶられることはあるでしょう。それでもストレスを柳のように柔軟に受けとめ、脳をしなやかに上記のよい状態に復することが理想です。

たとえば、第6章で取り上げるマインドフルネスという方法は、前頭葉（理性脳）と扁桃体（感情脳）のバランスを整えます。それは上に示した理想の状態を実現すると同時に、どちらかが優位でどちらかを抑えつけるといった競合関係ではなく、平等に並列した状態が実現していると考えられています。

片方が主導権を握っているというシーソーの関係でなく、横並びの平和的な関係です。

こういった脳の状態をつくりたいものです。

脳をリフレッシュさせる「五つの習慣」

さて、疲れやすい人の脳のくせと、その対極にあるバランス脳の状態を説明してきました。それを踏まえて、脳をリフレッシュし、回復させるにはどうしたらよいかをみていきましょう。

さまざまな方法が考えられますが、ここでは特に大事なもの五つを挙げます。

①休止

「ぼーっ」としていても動き続けている休みしらずの脳。動かし続けても問題ないだろう、と思いがちです。しかし、脳の酷使は、身体の疲労として蓄積されます。これを休めてあげることは、シンプルによい回復法です。

ブレイク（小休止）をとり、一度回路を止めてあげる。回路を動かしたまま脳を休ませることができると思うのは、人間の奢《おご》りです。

グーグルでは、オフィスのいたるところに「一時停止」マークが貼られているといいます。こまめな一休みは、疲れを小さな芽のうちに摘み取ります。これだけでも大きな効果を発揮します。

飽きっぽくなったり、意欲が減ったりした時は、「疲れ」の信号です。

休む時は、携帯の電源をオフにするなど、周囲に振り回される要素を断ち、思い切り休むようにしましょう。

②睡眠

よく言われることですが、睡眠は7時間とるのが理想的です。

睡眠は、疲れから生まれる老廃物を排除してくれ、記憶の整頓・定着を促します。

睡眠中にみる夢は、前頭葉と海馬・扁桃体という理性と記憶（そして感情）のすり合わせの作業をする効果があるとわかっています。

睡眠不足だと、過食したり、甘い物が欲しくなったりします。これは身体のバランスが崩れていることでもあります。きちんと睡眠をとることで、日中の食事にもよい効果をもたらします。

③「今この瞬間にいる」

脳の疲れは、過去や未来から生まれます。終わったことに気を病んだり、まだ起きてもいないことを不安に思ったり……。今の瞬間に集中できない状態からくるのです。

先のハーバード大学の研究では、心がさまよっていない時が人間にとって幸せな状態でした。つまり今に没頭している時が幸福感を得やすいのです。好きなことに没頭する時間を、日常的につくるのがよいかもしれません。

第6章で紹介するマインドフルネスという方法によって、内側前頭前野と扁桃体の活動が鎮まることが示されています。[*12] マインドフルネスはまさに、「今この瞬間にいる」

ことを実感し、バランス脳に近づける方法です。

④運動

運動は、脳がふだん大量に使っているエネルギーを身体へと移行させます。身体にエネルギーが移行すると、脳は動き続けたくても十分動けなくなり、休止状態となります。同時に、脳内で神経栄養因子が上昇し、脳を整え成長させます。[*13] この因子が、神経細胞の成長を促すのです。

運動により、加齢が起こす海馬（記憶の中枢）の神経細胞の縮みを減らせることはその例です。もちろん、過剰な運動ではなく、適度な運動が推奨されます。

⑤善行

善行とは、「善《よ》いこと」をすること。たとえば、お世話になっている人にひと言、感謝の言葉を言う。または、礼状を書く。さらに、自分や他人に優しくする、つらい状況にある人を気遣う。つまり、「思いやる」「感謝する」「優しくする」ことです。

一見、些細《ささい》な行動に思えますが、日常のちょっとした心がけだけで、脳を整える力があることがわかってきています。DMNの中枢である後帯状皮質が鎮まるのです。[*14]

ただ、善行への見返りを求めるのは禁物です。あくまで、自分の行為に意味があるのです。見返りの期待は、それがなかったときに落胆します。落胆は、脳を疲れさせるだけです。

脳バランスをよくする食事

疲れた脳をリフレッシュするための、食事について解説していきます。

疲労回復としては、栄養ドリンクが思い浮かぶかもしれません。その多くにはカフェインが含まれています。

たとえば「モンスター」には142ミリグラム（355ミリリットルあたり）、リポビタンDには50ミリグラム（100ミリリットル）のカフェインが含まれています。カフェインには覚醒作用がありますが、むしろ疲れを意識できなくなるというデメリットもあります。逆に、過労を引き起こしかねないという問題点があるのです。

サプリメントはどうでしょうか？

サプリメントというとビタミン類が思い浮かびます。私たち脳の専門家は、脳の状態をアセスメントするのに、あるビタミン群を必ずといっていいほど測定します。ビタミンB群です。

なかでも、チアミン（ビタミンB_1）、葉酸（ビタミンB_9）、シアノコバラミン（ビタミンB_{12}）は特に大事です。

シアノコバラミンは神経の形成や維持に重要で、その不足は記憶機能などに影響を与えます。葉酸は脳内物質（ドーパミン、ノルアドレナリン、セロトニンなど）の生成に関わっており、アメリカでは昨今、うつ病治療のサプリ的なものとして販売されています。*15 チアミンは過剰なアルコール摂取などによって枯渇します。チアミンの不足は、脳にさまざまなダメージを与える可能性があります。

これらは、食事でいうと、豚ヒレ肉、生ハム、ウナギ、タラコなどに多く含まれています。

魚を食べると「うつ」にならない!?

レモン、みかん、グレープフルーツ、酢など酸っぱいものに含まれるクエン酸は、疲労回復によいようです。

脂質（あぶら）には常温で固まりにくい不飽和脂肪酸があり、そのうち身体内で合成されない脂肪酸を必須脂肪酸と呼びます。必須脂肪酸には、オメガ3系とオメガ6系があります。

オメガ3系脂肪酸には、ドコサヘキサエン酸（DHA）とエイコサペンタエン酸（EPA）が含まれます。前者はマグロ（脂身）やさばなどに含まれ、後者はイワシ、さば、きんきなどに含まれます。オメガ6系脂肪酸のアラキドン酸（ARA）は、卵、肉（豚レバー）などに多く含まれます。*16

脳の構成成分として脂質は重要で、神経細胞膜の構成やネットワークの形成・情報伝達にも関与します。ARAとDHAは脳のリン脂質に多く、脳の機能をサポートします。子供の脳の形成や学習記憶に重要です。また、高齢者では減少する傾向があるなど認知症などとの関連も研究されています。[*17]

魚に多く含まれるため、魚の消費量とうつ病の関係をみたところ、魚の消費量が多い国ほどうつ病が少なかったという報告があります。[*18]

もちろんその後、これらオメガ脂肪酸がうつ病や認知症の治療や予防に強い効果があると実証されたわけではありません。しかし、後で述べる地中海式料理に魚が多く含まれていることと、これらデータは無縁ではないと思われます。

脳への作用としては、神経細胞膜や情報伝達を良好にすることに貢献し、脳をしなやかに保つことに役立つというイメージでしょうか。これらオメガ脂肪酸はサプリメントとしても摂取が可能です。

「脳を整える食事」＝「地中海式料理」

さまざまな情報がうごめくなかで、多くのデータが支持する「脳を整える食事」は、地中海式料理です。

魚、野菜、果物、ナッツ類、豆類、全粒穀物、オリーブオイル、チーズ、ヨーグルトなどを中心とする一方、赤身肉などは控えめです。うつ病や心血管系疾患（心筋梗塞、脳梗塞など）、認知症などの予防に推奨されています。

脳を若く保つ点では、抗酸化作用のある（酸化ストレスを減らす）食べ物も注目されてきました。フィトケミカル（ブロッコリーなど）、ポリフェノール、βグルカン（きのこ）、ビタミンCやEを含む食べ物、カテキン、カカオ、アスタキサンチン（サーモン、かになどに含まれる）などです。しかしそのデータはまだ絶対的なものではありません。

地中海式料理の認知機能（記憶など）への効果は、たとえばオリーブオイルとナッツを組み合わせることの有効性が示されています。[*19] データを総合すると、地中海式料理は認知症へのリスクを20％程度減らすと目されています。[*20,21,22,23,24]

もちろん、地中海式料理に限らず、タンパク質、脂質、炭水化物、ビタミン、ミネラルの5大栄養素をバランスよく摂《と》る重要性は今も変わりません。

「バランスのとれた食事」の意義は健在で、その不変性に真実さがうかがえます。

第5章の「まとめ」

理性と感情のバランスがとれた、ストレスにも強い「バランス脳」を実現するには、さまざまな方法がある。

「脳を整える」食事は、地中海式料理。

「バランス脳」をつくることで、脳からくる身体へのネガティブな影響を減らせる。

＊1 Killingsworth, M. A., & Gilbert, D. T.(2010). A wandering mind is an unhappy mind. *Science*, 330(6006), 932.

＊2 www.trackyourhappiness.org

＊3 Raichle, M. E., MacLeod, A. M., Snyder, A. Z., Powers, W. J., Gusnard, D. A., & Shulman, G. L. (2001). A default mode of brain function. *Proceedings of the National Academy of Sciences*, 98 (2), 676-682.

＊4 Bero, A. W., Yan, P., Roh, J. H., Cirrito, J. R., Stewart, F. R., Raichle, M. E., ... & Holtzman, D. M.(2011). Neuronal activity regulates the regional vulnerability to amyloid-[beta] deposition. *Nature neuroscience*, 14(6), 750-756.

＊5 Brewer, J. A., Garrison, K. A., & Whitfield-Gabrieli, S.(2013). What about the "self" is processed in the posterior cingulate cortex?. *Frontiers in human neuroscience, 7.*

＊6 Brewer, J. A., Worhunsky, P. D., Gray, J. R., Tang, Y. Y., Weber, J., & Kober, H.(2011). Meditation experience is associated with differences in default mode network activity and connectivity. *Proceedings of the National Academy of Sciences,* 108(50), 20254-20259.

＊7 Gusnard, D. A., Akbudak, E., Shulman, G. L., & Raichle, M. E.(2001). Medial prefrontal cortex and self-referential mental activity: relation to a default mode of brain function. *Proceedings of the National Academy of Sciences,* 98(7), 4259-4264.

＊8 Price, J. L., & Drevets, W. C.(2010). Neurocircuitry of mood disorders. *Neuropsychopharmacology,* 35(1), 192.

＊9 Tajima, S., Yamamoto, S., Tanaka, M., Kataoka, Y., Iwase, M., Yoshikawa, E., ... & Ouchi, Y. (2010). Medial orbitofrontal cortex is associated with fatigue sensation. *Neurology research international, 2010.*

＊10 Price, J. L., & Drevets, W. C.(2010), op. cit., 192.

＊11 Messina, I., Bianco, F., Cusinato, M., Calvo, V., & Sambin, M. (2016). Abnormal default system functioning in depression: implications for emotion regulation. *Frontiers in psychology, 7.*

＊12 Tang, Y. Y., Hölzel, B. K., & Posner, M. I.(2015). The neuroscience of mindfulness meditation. *Nature Reviews. Neuroscience,* 16(4), 213.

*13 Ratey, J. J., & Hagerman, E.(2008). *Spark: The revolutionary new science of exercise and the brain*. Little Brown & Company.

*14 Brewer, J. A., Davis, J. H., & Goldstein, J.(2013). Why is it so hard to pay attention, or is it? Mindfulness, the factors of awakening and reward-based learning. *Mindfulness*, 1-6.

*15 http://www.deplin.com

*16 http://health.suntory.co.jp/omega/homeroom/

*17 Söderberg, M., Edlund, C., Kristensson, K., & Dallner, G. (1991). Fatty acid composition of brain phospholipids in aging and in Alzheimer's disease. *Lipids*, 26(6), 421.

*18 Hibbeln, J. R. (1998). Fish consumption and major depression. *Lancet*, 351(9110), 1213.

*19 Valls-Pedret, C., Sala-Vila, A., Serra-Mir, M., Corella, D., de la Torre, R., Martínez-González, M. Á., ... & Estruch, R. (2015). Mediterranean diet and age-related cognitive decline: a randomized clinical trial. *JAMA internal medicine*, 175(7), 1094-1103.

*20 Féart, C., Samieri, C., Rondeau, V., Amieva, H., Portet, F., Dartigues, J. F., ... & Barberger-Gateau, P. (2009). Adherence to a Mediterranean diet, cognitive decline, and risk of dementia. *JAMA*, 302(6), 638-648.

*21 Singh, B., Parsaik, A. K., Mielke, M. M., Erwin, P. J., Knopman, D. S., Petersen, R. C., & Roberts, R. O. (2014). Association of mediterranean diet with mild cognitive impairment and

Alzheimer's disease: a systematic review and meta-analysis. *Journal of Alzheimer's disease,* 39(2), 271-282.

＊22 Lourida, I., Soni, M., Thompson-Coon, J., Purandare, N., Lang, I. A., Ukoumunne, O. C., & Llewellyn, D. J.(2013). Mediterranean diet, cognitive function, and dementia: a systematic review. *Epidemiology,* 24(4), 479-489.

＊23 Sofi, F., Abbate, R., Gensini, G. F., & Casini, A.(2010). Accruing evidence on benefits of adherence to the Mediterranean diet on health: an updated systematic review and meta-analysis. *The American Journal of Clinical Nutrition,* 92(5), 1189-1196.

＊24 Rijpma, A., Meulenbroek, O., & Rikkert, M. O.(2014). Cholinesterase inhibitors and add-on nutritional supplements in Alzheimer's disease: A systematic review of randomized controlled trials. *Ageing research reviews,* 16, 105-112.

第6章

一人でできる「脳の育て方」

「ネガティブ」を「ポジティブ」に変える方法

脳を整えていく方法として、自分自身でも行える方法を挙げます。

まずは、認知行動療法です。

聞き慣れない名前かもしれませんが、私たちが日常的に取り組める方法の一つです。

たとえば、身体の痛みを長く経験していると、その痛みのせいで、受診する医師の顔やX線写真などを思い起こすたびに、痛みが助長され、結果長引いてしまうことは前述しました。「条件付け」です。脳が、痛みを医師の顔など関連の情報と結びつけて学習してしまうのです。

その一**度覚えてしまったネガティブなことを、ポジティブなものに学習しなおそうとする**のが、認知行動療法の一つです。

痛みを思い出す情報をあえて繰り返し見ることで、それに伴う恐怖心を徐々に減らすのも一つの方法で、「脱感作」といいます。つまり、痛みを思い出す情報に、脳を順応させるのです。これは痛みに限らず、他の場面でも使えます。

たとえば、「エレベーターのような狭い場所が怖い」という人がいたとしましょう。その方はおそらく、エレベーターに乗ることを避けてしまうはずです。

「脱感作」では、徐々にエレベーターに近づいていくことを試みます。最初はエレベーターの近くに行くだけ。次は誰か安心できる人と一緒に乗る。でも短時間ですぐに降りる。次は誰かと1階分だけ乗ってみる。次は3階分まで乗ってみる。そして次は、一人で短い時間乗ってみる……。

このように、「段階的に」恐怖の対象へ近づき、エレベーターを避ける行動を修正していくのです。

病院にまつわることが恐怖の対象になって、痛みを長引かせている場合は、たとえば、安心できる家の中でX線写真を見てみます。

家族と雑談しながらリラックスして映画でも見るように、「X線写真－病院－痛み－つらい」という記憶への恐怖を修正していくのです。痛みのシンボルが「お医者さん」の場合は、診察室以外で歓談するのもいいかもしれません。

「痛み」は、つらくて怖いものという固定観念が強い場合には、痛みが永遠に続き、いつも最大限につらいものであるという固定観念にも疑問を呈してみます。楽しいことがあって痛みが和らいだという経験があれば、そのことを思い出します。

「この痛みは、深刻な病気が原因だろう」という思いがあれば、その考えが極端すぎないか、事実とそぐわないのではないかと疑い、自分の「考え＝認知」を見つめなおすのです。

1960年代にアメリカ人精神科医アーロン・ベックが開発した「認知行動療法」は、このように人間が持つ「考え」と「行動」を変えていく方法です。「考え」「行動」「感情」が三位一体で人間を形成しているというのが、基本的なコンセプトです。

「考え」を修正すれば「感情（恐怖、落ち込み、怒りなど）」が好転する。「行動」を変えれば「感情」が好転するという概念です。

「条件付け」というのは一種のくせです。同様に、「考えのくせ」「行動のくせ」も、時間をかけて修正することは可能です。

自分の「考え」を書き出すだけ

認知行動療法は、基本的にカウンセラーと行うことが多いのですが、ある程度コツをつかめたら、自分一人で行うことも可能です。

一枚の紙とペンを取り出します。その日にあった「出来事」を書き出してみます。その時の「気持ち」を書き出し、気持ちの裏にあった「考え」は何だったかを思い起こして書き出します。

たとえば、「知り合いと道ですれ違ったら、あちらが挨拶《あいさつ》をしてくれなかった」という出来事があったとします。

あなたの気持ちが「悲しかった、残念だった」なら、それを書き出します。そしてそう感じた背景に思いを馳《は》せ、「あの人は私を嫌いになった」と考えたことに気づくかもしれません。

書き出したら、この考えの妥当性を分析してみます。書き出すことは、自分の心の中にあることを外に出し、客観視する助けになります。

「ひょっとしたら、私のことを気づかなかっただけかもしれない」

「この前は挨拶を交わしたじゃない」

など、さまざまな視点が浮かんでくるでしょう。すると「あの人は私を嫌いになった」と、その時に持った考えは根拠が薄かったり、極端だったりしたことに気づくことがあります。

さらには、その人から嫌われることを恐れている自分に気づき、それゆえにそうした考えを持ったのではないかと気づくかもしれません。

「あの人は私を嫌いになった」という考えを客観的な視点から分析・修正することで、「悲しかった、残念だった」という気持ちがよい方向に変わっていけば成功です。

先に述べたように、人間には考え方に特徴があります。それは、人それぞれ違います。この認知行動療法に沿って、さまざまな場面の考えを書き出していくと、あなたの考えのくせ（パターン）がみえてきます。

「いつも人から嫌われることを恐れている」「いつも悲観的に考えている」などの特徴があるとすれば、このパターンが、さまざまな場面で自分の考えを規定している可能性があるのです。自分のパターンがみえてくれば、その修正を繰り返します。

そうすることで、考え方全体が変わり、日常をよりよい気持ちで過ごすことにつながるのです。

「考え方の特徴」は変えられる

先に挙げた、脳を疲れさせる「悲観的」「考えすぎる」「完璧主義」などの考え方の特徴は、この認知行動療法で修正していくことが可能です。

たとえば、「考えすぎる」くせのある方には、「ワンステップ思考」をお勧めします。あることについて考えごとをするとしたら、最初に浮かんだ一つのことだけに絞るのです。

考えすぎる人の傾向は、「あ、でもやっぱりこうも考えられるかな？　いや待てよ、でもこうだったらどうだろう？」と2番目、3番目の考えが次々と浮かんでくるようです。それを、「シンプルにワンステップだけの考えで止めよう」と自分のなかでルールにするのです。

「完璧主義」傾向のある方は、両極端の考え方を改めるようにします。たとえば、「運動するとしたら徹底的にやらないと気が済まない」「明日でもいい仕事を、何が何でもその日のうちに終わらせようとしてしまう」などです。「白か黒か」といった、すべてにおいて100％を目指そうとするのではなく、「灰色でもよし」とする意識を持つことが大事になります。

「休まらない脳」の行動面はどうでしょうか。

たとえば、スマホのＬＩＮＥやゲームに依存してしまう傾向のある人は、スマホを寝室には持ち込まないというルールを作り、行動を変える試みをすることも脳を整えるのに有効な方法です。

認知行動療法は、不眠、痛み、心理的トラウマ、吐き気など、非常に多岐にわたって効果的であることがわかってきました。その応用性の広さと効果は、「ベック氏にノーベル賞が授与されるのでは？」と囁《ささや》かれるほどです。

こうした自分自身のちょっとした「特徴」を修正するだけでも、脳は変化します。15回から20回の認知行動療法のセッションを受けた人々で、効果がみられた人の脳では内側前頭前野の活動が下げられていることが示されています。*1 先に説明したように、整っていない脳では、内側前頭前野の活動が過熱していることがわかっています。

認知行動療法は「バランス脳」を育てる方法として期待できるのです。

「瞑想」で心と脳を整える

アメリカにいる間、ケンは母と私に普段からできる「脳の整え方」についても教えてくれた。

「脳を整える方法って、TMS以外にもあるの?」

「うん、いろいろある」

「他にアメリカでブームになってる方法ってあるのかしら?」

「そうだね。マインドフルネスという方法が注目を浴びているよ。一種の瞑想《めいそう》法さ」

「あ、ひょっとしてケンが明治神宮で目をつむってたのって」

「そう、清正井っていうのを見て、とてもマインドフルな場所だと思ってね。僕自身の中の日本人の遺伝子が疼《うず》いたというか。実際マインドフルネスは東洋発のもの。そしていたってシンプル。目を閉じて、呼吸に注意を向ける。それだけ。僕自身もやってるし、アメリカでは医療にも盛んに使われているね。『脳を整える』作用があるんだ」

＊

日本に帰ってから、私はマインドフルネスを続けた。時には母と、時には自分一人で。日本人だからだろうか、西洋的なＴＭＳという方法とはまた違って、マインドフルネスのアプローチが自分にフィットした。

もう春が近かった。縁側で座布団に座り、目を閉じる。呼吸に注意を向けたり、小鳥のさえずりに注意を向けたり。なぜだろう、不思議と心が落ち着く。脳が整ってくるのだろうか。ケンからの返事がなくって悶々とし、疲れていた頃を思い出す。ケンという名前を思い起こした時、ハッとした。

そうだ、私は怖かったんだ。ケンという存在を失うことが。誰とも知らぬアメリカ人の女性にとられることを空想して。怖さのあまり、彼をコントロールしようとしてたんだ。なんてわがままだったんだろう。

自分の弱さに今さら気づいても遅かった。彼とは二度と会うことはあるまい。そう思うと、縁側を照らす木漏れ日が無性にさみしかった。

東洋の仏教文化を起源とする瞑想法が、現代西洋では「マインドフルネス」として花開きました。

「呼吸に注意を向ける」という、一見シンプルすぎる古来の方法が、「こころを整え、脳を整える」と脳科学により証明されたのです。

気持ちが落ち着き、うつが減り、睡眠が改善し、怒りが減り、ストレスへの反応が減るなど、こころと脳の状態にさまざまな効用が示されています。

脳への影響力は絶大で、その形すら変えうるようです。整っていない脳の、活動が亢進していた扁桃体の大きさを小さくすることもわかりました。[*2] それによりストレスへの過剰な反応が比例して低下します。

そのほかにも、脳の部位の大きさがよい方向へ変わったという例が複数確認されています。[*3]

マインドフルネスによって、脳の活動も変わります。

DMNに属する内側前頭前野と後帯状皮質が鎮まります。[*4] 扁桃体もそうです。前頭葉と扁桃体の上下からのせめぎ合いも平和的な解決をみます。

長期にこのマインドフルネスを行った人の脳では、両者は並列的なつながりになり、どちらかが実権を握って一方をコントロールするような戦いが起きにくくなっていたのです。[*5] 私たちが目指したい「バランス脳」に近づき、疲れやすい脳のくせでみられた「休まない」「心がさまよう」なども、この方法によって解決できます。

マインドフルネスでは、呼吸などに注意を向け続けるなかで、浮かんでくる考え（いわゆる雑念）をそぎ取ります。

それを繰り返すことで脳が変わり、雑念が減っていきます。つまり脳が休みやすい状態になるのです。心のさまよっているときに、DMNの回路が働きますので、そこを鎮めるには、マインドフルネスが効果的なのです。

我欲を司る後帯状皮質が活発になる「わがままな脳」も、マインドフルネスによって鎮まり、利他的な考えに傾きます。

マサチューセッツ大学のあるプログラム

マインドフルネス脳科学研究の権威ジャドソン・ブルアーは、2500年以上前にこの方法を記述したとされるブッダを「心理学者」と評しました。後に判明する、多岐にわたり脳を変えるマインドフルネスの効果は、「あんな昔に、どうやってこんなシンプルだけどすごい方法をみつけたのか?」という驚きを生みます。

本書で主に取り上げてきた身体の痛みに対しても、「マインドフルネス・ストレス低減法(Mindfulness-Based Stress Reduction: MBSR)」の有効性が示されています。MBSRは、認知行動療法とマインドフルネスを組み合わせたものです。

——日本への帰り際に、ケンが言ったことを覚えている。——

「お母さんの脳は、TMSでよりよい状態になっていると思うよ。痛みが減った今のよい状態をさらによくしていくためにも、この方法を試したらいい」

MBSRという方法は、痛みに対する考え方や付き合い方をよりよい方向に持っていくのだという。母はお店を時々手伝えるぐらいまでに回復していた。でも、少し頑張りすぎたり、天気の悪い日は痛みが戻ったりすることがあるみたい。

私は一緒にマインドフルネスを毎朝行い、母の痛みへの考えについて話し合った。

「痛い時って、普段冷静に考えてることが全部吹っ飛んじゃうのよね。もうずっと続いちゃうんじゃないかって思っちゃう」

「ずっと続かないのは頭ではわかってるのにね」

「そう、そう」

「ケンが言ってた。痛みがあると、考え方がすごくネガティブになったり、極端になっちゃったりしがちなんだって」

「サツキ、本当にそう。ケン先生の言う通りだよ。もうこの世の終わりって気になっちゃう」

「ケンはね、難しいけど、そんな時にも自分の極端な考えに気づいて、痛みが去っていくのを見守るように、って言ってた」

「へー、そうかい。痛みに意識を向けて、よーく観察するんだったっけ。でも私にもできるかね」

「大丈夫。いつもの瞑想を繰り返していると、それがやりやすくなるんだって。痛みの強さ、どんな種類の痛みで、どこに起きてるかに注意を向けるんだって。強さを10段階で数字にしてみてもいいって。それで痛みが時間とともに減ってくるのを見守る。ケンはそう言っていたわ」

「うん、ケン先生の言うことだもの、信じてやってみるわ」

母の前向きな笑顔が嬉しい。ふとケンの笑顔が心をよぎった。

アメリカで、MBSRはさまざまな施設で行われていますが、そのルーツともいえるマサチューセッツ大学では、8週間にわたる各2・5時間のクラスを含むおよそ30時間程度のプログラムが行われています（オンライン・コースもあります）。[*6]

そのなかでは、心身のつながりについて学び、マインドフルネスの各種の方法（ボディ・スキャン、マインドフルネス呼吸瞑想法、歩行瞑想など）を行いながら、「今この瞬間にいる」ことを実践していきます。

1979年に創設されたこのプログラムは、いろいろな診療科で治療を受けたにもかかわらず、痛みが改善されない人々へ提供されたのが始まりでした。プログラムの生みの親、ジョン・カバット＝ジンは分子生物学者でしたが、マインドフルネスを医療に生かすために考案。

痛みを外から客観視し、その強さ、場所、性質（「どんな痛み方なのか」など）を観察し、それに伴うネガティブな考え方（「この痛みが永遠に続くのではないか？」「痛みは命に及ぶ深刻な病気が潜んでいるからではないか？」など）を見直します。

痛みを受け入れることを促進することが、その緩和につながるという良好な結果が得られています。*[7,8]

研究は必ずしも一貫した結果を示していない点もあり、さらなる確立が望まれますが、一方で、MBSRにより乾癬《かんせん》という皮膚の疾患の改善がもたらされたとの報告もあります。*[9]

マインドフルネスによって整えられた脳が、身体への恩恵を及ぼすことが示されているのです。

一人でできる「マインドフルネス」のやり方

マインドフルネスの具体的な方法をいくつかご紹介します。

・マインドフルネス呼吸法

心地よく座れる場所を見つけます。椅子を使う場合は、背もたれから少し背中を離して座ります。

背中はまっすぐのばしますが、硬くはならないように。椅子に座る方は、脚を組まずに床に足をつけ、地面とのつながりをつくる感じにします。手のひらを、膝あるいは太ももの上に置きます。

目を閉じます（開けていたい方はそれでもいいです）。その場合は、2メートルぐらい離れたところに軽く焦点を当てる感じがいいでしょう。

準備ができたら、少しの時間、身体の感覚へ注意を払ってみます。床と足がついている感覚、手のひらが膝や太ももに触れている感じなどに注意を向けてみます。

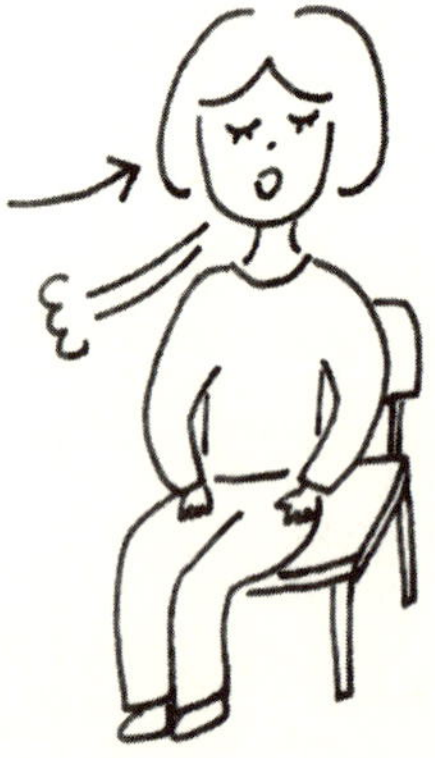

次に呼吸へと注意を向けます。呼吸は普段と同じように。鼻から吸い、鼻から吐きます。呼吸に伴う身体の感覚へ注意を向けてみましょう。鼻から空気が入ってくる感じ。そしてそれが胸を通り、お腹へと下りていく感じ。それに伴って胸やお腹が持ち上がる感じに注意を向けます。

呼吸の一つ一つは、スピードも量も違うことに気づくかもしれません。吸う息と吐く息のあいだに短い「間」があることにも気づくかもしれません。吐く息のほうが、吸う息よりも少し温かいことに気づくかもしれません。そういった仔細《しさい》な点に興味を持って注意を向けるのです。

呼吸をコントロールする必要はありません。ただ呼吸の感覚に気づくのです。呼吸が向こうからやってくる感じです。好奇心を持って注意を向けます。ちょうど、穴から出てくるネズミを、猫が今か今かと待っているように。ただただ呼吸に注意を向けます。

そのうちさまざまな考えが心に浮かんでくるかもしれません。それは自然なことです。ご自分を責める必要はありません。浮かんできたら、ただそれに気づきましょう。そしてまた注意を呼吸に戻します。優しく、ゆったりと。また浮かんできたら、それに気づいて、そして優しく注意を呼吸へ戻すことを繰り返します。

呼吸に注意を向けながら、今ここにいることを意識します。

・ボディ・スキャン

心地よい場所を見つけます。さまざまな姿勢でできますが、横になれるようでしたらそうしてみましょう。座ってもできます。可能なら目を閉じます。

身体が床に沈んでいくような、そして地球へ沈んでいくようなイメージを持ちます。身体が床に触れている感覚に注意を向けていきます。足、お尻、背中、肩、頭などが触れている感覚へ意識を向けます。そして身体が地面へ沈んでいく感じを持ちます。

呼吸に注意を向けてみます。「吸って、吐いて」に伴う感覚や動きも意識します。次に、左の足先に注意を向けます。それぞれの指に注意を向けてみます。指どうしの接触した感じ、温かさなどが感じられるかもしれません。

次に息を吸い、それが身体を通り、左の足先へと息が吹き込まれるようにイメージしてみます。そして息を吐きながら、左の足先に吹き込まれた空気が鼻から吐き出されるイメージをします。これを数回の呼吸で行ってみます。

次に注意を左の足裏へ移します。そして同じようにそこの感覚へ注意を向けてみます。足裏の表面のうねりや温かさ、床に触れている感じなどです。足首はどうでしょうか。吸った息が、身体を通って、足へ送り込まれるようにしてみます。そしてその空気が身体を上がって鼻から吐き出されます。

同様に左足全体、右の足先、右足全体、骨盤全体、背中、お腹、胸、体幹全体、肩、あご、唇、歯、頬など顔の各部に注意を向けます。顔の裏側に、空気を送り込むイメージをします。息を吸い、マスクの中を空気で満たすように。そして、頭へ注意を移します。

頭のてっぺんに小さな穴があるようにイメージします。

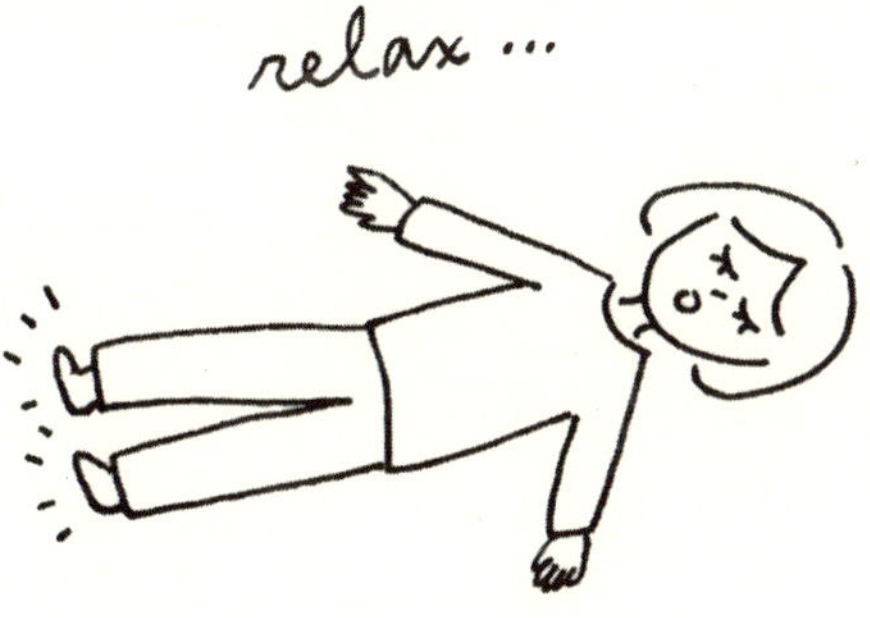

そしてこの穴から息を吸い込み、吐き出すようにイメージしてみてください。この吸い込んだ息が身体を下り、足先まで到達するようにイメージします。そしてそれが身体を上がり、頭のてっぺんから吐き出されます。身体を駆け抜け、身体を洗浄していくようなイメージです。

・歩行瞑想

歩くという普段なにげなくやっていることに注意を向けることで、「今」を意識する方法です。

普段通りに歩くのですが、スピードはゆっくりです。どれくらいゆっくりかは個人差があるので調整します。直立した状態で、足と地面がついている感覚に注意を向けましょう。

どちらかの足をゆっくりと踏み出し始めます。ゆっくりと、足を持ち上げる。そして地につける。このときにもう一方の足が地面から離れようとしているでしょう。歩くという行為が複雑な筋肉や関節の連動で行われていることに気づくでしょう。

ゆっくりとこれを繰り返しながら、足の動き、接地する感覚などに注意を向けます。

足を上げるときに「上げる」、そして下げるときに「下げる」と心のなかで言ってみてもよいでしょう。より行為へ注意を向ける助けになるかもしれません。

「上げる」「下げる」とゆっくり繰り返しながら、歩くという行為に注意を向けてみてください。

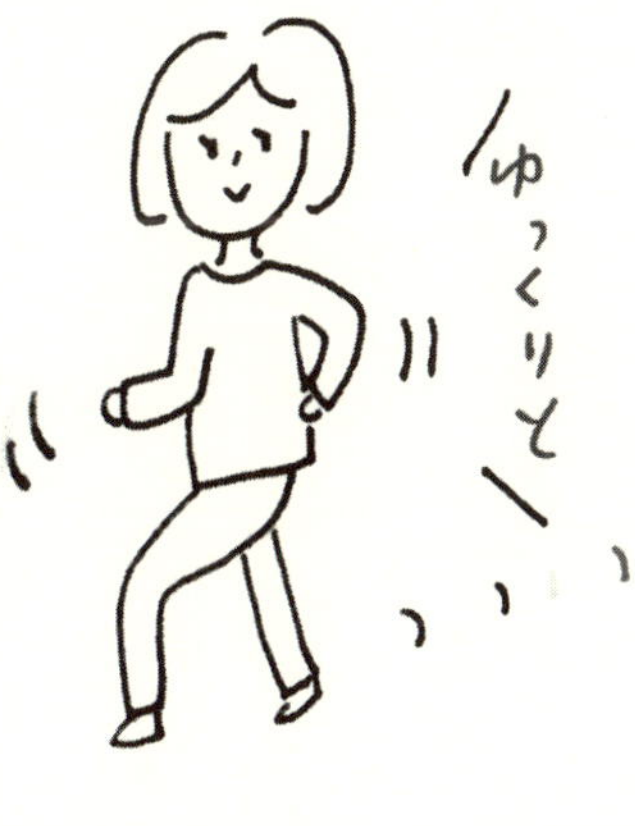

世界の著名人も実践する健康法

マインドフルネスは、近年、世界中でブームが起こっています。

アップルの創業者のスティーブ・ジョブズやツイッターなどの創業者であるエヴァン・ウィリアムズなど、有名な起業家・経営者のなかには、マインドフルネスの実践者が多数います。

また、男子テニスの元世界ランキング1位のノバク・ジョコビッチ、五輪で歴代最多の23個もの金メダルを獲得したマイケル・フェルプス、かつてNBAで大活躍したマイケル・ジョーダンなど、スポーツ界にも実践者が多くいます。

マインドフルネスを企業で取り入れる動きも活発です。

グーグルには、マインドフルネスの社内研修プログラムがあり、この効果は実証されています。ほかにも、フェイスブック、アップル、ゴールドマン・サックス、パタゴニアなど、その例は多数あります。

全社でマインドフルネスを導入したアメリカの医療保険大手エトナは、社員のストレスが3分の1になり、その結果、一人あたりの生産性が年間3千ドルも高まったといいます。

これらの例は一部で、医療にも積極的に取り入れられています。マインドフルネスは、今や世界の著名人が多数実践している、「脳を整える」健康法といえるのです。

「バランス脳」を育てる習慣

脳をリフレッシュさせたら、次は、「疲れにくく」「身体へも好影響を与える」バランス脳をつくることを目指しましょう。

脳は習慣によって、改善・変化していきます。以下に、脳をポジティブに変える習慣を挙げていきます。

①学ぶ

人生のなかで学ぶことに時間を割いた人は、認知症のリスクが下がるとされています。

それは、教育によって得たものが、加齢による脳の機能低下を補完するからではないかとされています。[*10]

また他の説明として、何かを学んでいる間はDMNでない脳を使うことがわかっており、それにより結果的にDMNを酷使しないことにつながるのではないかとされます。

DMNの酷使は、老廃物が蓄積され、認知症に近づく可能性があるとの報告もされています。*11

同様に、「興味を持つ」という姿勢も大事です。新しいことをやると脳が老いにくいなどと言われますが、好奇心を持つことは確かに脳にとって好材料のようです。

先にあった「恐れを原動力にする」の反対で、好奇心（パッション）を原動力にすることは有効です。いつも恐れの中枢（扁桃体）を刺激し続けるという状態を改善できます。何か新しいことを学ぶ姿勢は、脳をよりよい方向に変えていくのです。

②活動する

ソファに座ってぼんやりしている時にこそ、不安や雑念が脳に入り込んできます。身体を動かす、あるいは何か活動をすることは、脳へ恩恵を及ぼしてくれます。

先にも挙げた運動は、週4回の有酸素運動を、30分から1時間、最大心拍数（220から年齢を引いたもの）の60～65％で行う（10分ぐらいしたら汗をかいてくるぐらいを目安にしてもよい）のが推奨されています。

時にインターバル・トレーニング（たとえば、「一定距離を速く走ったのち、休む」ことを繰り返す）を加えるのもいいでしょう（成長ホルモン〈HGH〉の上昇が期待できる）。[12]
運動は、実際、記憶の中枢である海馬の年齢を2歳若返らせました。成長ホルモンの上昇は、神経を元気に維持する助けになるのです。
そして、アルツハイマー病にも、[13]運動はそのリスクを40％も下げうる可能性があるとされています。[14]
運動は視床下部などの自律神経の調整に関わる部分を活性化することが、動物実験で示されています。運動による脳から身体への好ましい経路の一つかもしれません。[15]

③睡眠のリズムを大事に

前述したように、「7時間」とる習慣をつけましょう。

よい睡眠のための心得は、「就寝・起床の時間を一定にする（体内時計リズムを脳に覚えこませるため）」「長時間の昼寝は避ける（夜に睡眠欲求が減り、リズムが狂う）」「寝る前の食事を控える（食べ物の消化活動が眠りの妨げになる）」「カフェインなどの刺激物を控える（交感神経が高まると寝つけなくなる）」「朝起きたら日光を浴びる（睡眠・覚醒のリズムがつきやすくなる）」などです。

④マインドフルネス

先に示したように、マインドフルネスは理想脳に近づける習慣です。

神経栄養因子（ＢＤＮＦ：Brain-Derived Neurotrophic Factor）などにも影響を与え、脳が可塑性という構造の変化を伴って良い方向に変わっていくことがわかっています。

呼吸へ注意を向ける（空気の道筋、呼吸に伴う身体の動きや感覚に注意を向ける）などの方法で、今この瞬間にいること、そしてありのままを受け入れること、タスク・オリエンティッド（行うことばかりにフォーカスする）ではなく、「Being」でいられることを目指します。

マインドフルネス呼吸法を中心に毎朝10分ほどの継続をお勧めします。

⑤何もしない

「活動する」に反しそうですが、つまり、何もせず、リラックスして休める習慣を身につけることです。「何もしない状態」を、脳に覚えさせることも重要です。

休暇になると計画を詰め込んで、何とか仕事のストレスを解消しようと躍起になっていませんか？　ぽっかりと時間が空いたら、どうしたらよいかわからなくなっていませんか？

「働き方改革」も大事ですが、「休み方改革」も必要です。

何かを詰め込む習慣を改め、何もしない文化をつくっていきましょう。何もしない「ぼーっ」とできる時間を意識的につくり、その時間を味わうのです。

⑥シンプルに、楽観的に考える

先の「ワンステップ思考」に通じます。脳は考えたがるくせを持っています。「あれもこれも」と考えを連鎖させるのではなく、シンプルに考えるよう心がけましょう。楽観性は、ストレスに強い、回復力のある脳をつくります。

⑦感謝する

一日の終わりの寝る前に、その日に起きた、感謝できることを五つ思い起こしてみる。そんなちょっとした習慣から始めてみましょう。

パラリンピックの水泳競技で、両足のない泳者が素晴らしいスピードで平泳ぎする様を目の当たりにしたとします。その努力に、感動しますね。すると、自らに与えられているものへの感謝が自然と生まれ、頑張ろうという気持ちになります。そんな姿勢を持ちたいですね。

⑧共感する

人の痛みをわかってあげる。宗教のメリットは、そこに集約されるのではないか、という見方があるそうです。

相手への思いやりは、自分自身の脳へと恩恵を及ぼします。マインドフルネスでも「共感」は取り入れられており、ＤＭＮを鎮めることがわかっています。

利己から利他へ。社会貢献の精神は、そのダイレクトな表れの一つです。「自己中」から「セルフレス（利他的）」になることで後帯状皮質の活動は鎮まり、より整った脳に近づくでしょう。

⑨ありのままでいる

「○○でなければいけない」「△△してはいけない」と考えるのは、脳を疲れさせます。自分自身を認め、受け入れ、ありのままでいることを心がける。この精神も余分なストレスを減らし、恐怖心を減らし、結果、脳をよい方向へ変える助けになるでしょう。

コントロールしすぎる脳は疲れると前述しました。ちょっと先のプランは置いておいて、次の瞬間に何が起きるか楽しみにしてみませんか？

最初は少し怖いかもしれません。でも今の瞬間を味わい、予期せぬ驚き（ワンダー）を経験することは、幸せになる切符ですよ。

⑩自然、人に触れる

私たちは普段、思っている以上に人工物にばかり触れています。自然に触れることで、気持ちがリセットされ、心安らぐ経験のある方は多いのではないでしょうか。いわゆる森林浴といったものの効用が、「青葉アルデヒド」という緑の香りの成分にあるとする向きもあります。自分の特別な場所、景色を持つことは、脳にとってよい効果を及ぼすでしょう。

一方、いつでも世俗を離れて自然のなかにいればよいかというと、そうではないようです。つまり、人とのつながりは私たちに恩恵を与えてくれます。心がさまようと幸せ度が下がるとの報告に触れましたが、人との質の高いつながりは人生を通して幸せをもたらす、とするハーバード大学の長期研究が示しています。*16・17

「脳を若く保つためには、人との会話は絶好の刺激」と言われ、人とのつながりは大きな意味を持つようです。人生を通して良好な人間関係を築く。よい脳をつくるうえで見落とせないでしょう。

⑪俯瞰する

物事を外から見る習慣を養いましょう。脳の先端には前頭極と呼ばれる「メタ意識」を担う場所があります。これは、見たり考えたりしていることを意識することです。混乱しそうですが、例を挙げると、元サッカー選手の中田英寿さんは、あたかもフィールドを空中から見ているような目を持っていました。選手の配置の全体を把握して、的確なパスを出す。このように、引いて上から自分や全体を見るというイメージです。

状況の全体像を見る、自分の状態を客観視する、認知行動療法のように考えを書き出してみる、などは俯瞰《ふかん》の例です。マインドフルネスの、呼吸や身体の感覚に注意を向けることも無縁ではありません。

しなやかで潤いのある脳を実現するためには、この視点は大きな助けになるでしょう。

以上が、自分でできる「バランス脳」の育て方です。皆さんが、心身ともにより健康になることを願います。

MBSRのおかげだろうか。1年経つ頃には母の薬は減り、私が薬局へ行く回数も減っていった。

久しぶりに原宿の薬局へ行く日だった。薬が用意されるのを待っていると、

「東京初めてなんです。自分の母国の人をもっと知りたいと思って」

その懐かしい声に、私は振り返った。少し見上げると、そこにはケンの懐かしい笑顔があった。

厚生労働省のTMSについての会議に、専門家として意見を述べるため来日したそうだ。

そして彼は言った。

「ちょっと、原宿を案内してくれませんか?」

第6章の「まとめ」

マインドフルネスや認知行動療法など、自分でもできる「脳を整える」方法がいろいろと出てきている。

習慣を変えることで「バランス脳」を育てていくことを目指す。

＊1　Goldapple, K., Segal, Z., Garson, C., Lau, M., Bieling, P., Kennedy, S., & Mayberg, H. (2004). Modulation of cortical-limbic pathways in major depression: treatment-specific effects of cognitive behavior therapy. *Archives of general psychiatry,* 61(1), 34-41.

＊2　Hölzel, B. K., Carmody, J., Evans, K. C., Hoge, E. A., Dusek, J. A., Morgan, L., ... & Lazar, S. W.(2009). Stress reduction correlates with structural changes in the amygdala. *Social cognitive and affective neuroscience,* 5(1), 11-17.

＊3　Fox, K. C., Nijeboer, S., Dixon, M. L., Floman, J. L., Ellamil, M., Rumak, S. P., ... & Christoff, K.(2014). Is meditation associated with altered brain structure? A systematic review and meta-analysis of morphometric neuroimaging in meditation practitioners. *Neuroscience & Biobehavioral Reviews,* 43, 48-73.

＊4　Brewer, J. A., Worhunsky, P. D., Gray, J. R., Tang, Y. Y., Weber, J., & Kober, H.(2011).

Meditation experience is associated with differences in default mode network activity and connectivity. *Proceedings of the National Academy of Sciences,* 108(50), 20254-20259.

*5 Tang, Y. Y., Hölzel, B. K., & Posner, M. I.(2015). The neuroscience of mindfulness meditation. *Nature Reviews. Neuroscience,* 16(4), 213.

*6 https://www.umassmed.edu/cfm/mindfulness-based-programs/mbsr-courses/mbsr-online/

*7 Kabat-Zinn, J., Lipworth, L., & Burney, R. (1985). The clinical use of mindfulness meditation for the self-regulation of chronic pain. *Journal of Behavioral Medicine,* 8(2), 163-190.

*8 Cramer, H., Haller, H., Lauche, R., & Dobos, G.(2012). Mindfulness-based stress reduction for low back pain. A systematic review. *BMC complementary and alternative medicine,* 12(1), 162.

*9 Kabat-Zinn, J., Wheeler, E., Light, T., Skillings, A., Scharf, M. J., Cropley, T. G., ... & Bernhard, J. D.(1998). Influence of a mindfulness meditation-based stress reduction intervention on rates of skin clearing in patients with moderate to severe psoriasis undergoing photo therapy (UVB) and photochemotherapy(PUVA). *Psychosomatic medicine,* 60(5), 625-632.

*10 Stern, Y.(2012). Cognitive reserve in ageing and Alzheimer's disease. *The Lancet Neurology,* 11(11), 1006-1012.

*11 Bero, A. W., Yan, P., Roh, J. H., Cirrito, J. R., Stewart, F. R., Raichle, M. E., ... & Holtzman, D. M.(2011). Neuronal activity regulates the regional vulnerability to amyloid-[β] deposition.

Nature neuroscience, 14(6), 750-756.

＊12 Ratey JJ, Hagerman E. Spark:The revolutionary new science of exercise and the brain. Little Brown and Company. 2008(日本語版『脳を鍛えるには運動しかない！』ＮＨＫ出版)

＊13 Norton, S., Matthews, F. E., Barnes, D. E., Yaffe, K., & Brayne, C.(2014). Potential for primary prevention of Alzheimer's disease: an analysis of population-based data. *The Lancet Neurology*, 13(8), 788-794.

＊14 Sofi, F., Valecchi, D., Bacci, D., Abbate, R., Gensini, G. F., Casini, A., & Macchi, C. (2011). Physical activity and risk of cognitive decline: a meta-analysis of prospective studies. *Journal of Internal Medicine*, 269(1), 107-117

＊15 Iwamoto, G. A., Wappel, S. M., Fox, G. M., Buetow, K. A., & Waldrop, T. G. (1996). Identification of diencephalic and brainstem cardiorespiratory areas activated during exercise. *Brain research*, 726(1), 109-122.

＊16 http://www.huffingtonpost.com/2013/08/11/how-this-harvard-psycholo_n_3727229.html

＊17 http://news.harvard.edu/gazette/story/2017/04/over-nearly-80-years-harvard-study-has-been-showing-how-to-live-a-healthy-and-happy-life/

おわりに

本書の一番の目的は、世界でこのような医療が行われてきていることを知っていただくことでした。

日本には世界に名だたる医療水準があります。２０１７年、日本におけるＴＭＳ治療がうつ病へ認可されたことは、ＴＭＳ治療への門戸を大きく開くことになるでしょう。日本でも「脳を整える」治療がいよいよ身近になるのです。

普及を鈍らせた一つの原因であるＴＭＳへの不十分な理解を補い、ＴＭＳ治療の可能性を日本の人にも知っていただくための助けになればと思います。本書はそのために、偏りのない、正しい知識をお伝えすることを心がけました。

脳はデリケートな生き物です。

身体のことをいつも気にかけています。身体が悲鳴をあげた時、一番に反応してくれます。そしてなんとかそのつらさに対応するように奔走します。しかし、身体のつらい状態が続くなかで、脳自身も疲弊してきます。脳と身体の「キャッチボール」は、こうして次の段階を迎えます。身体は回復しても、疲弊した脳がつらさをつくり続けるのです。その時、頑張った脳を癒やしてあげる必要があります。それが「脳を整える」方法です。

本書で見てきたとおり、ＴＭＳは安全性が確立されている治療法であり、決して怖いものではありません。アメリカやヨーロッパなど世界で早くから注目され、取り入れられています。それは、この治療法が患者さんにも受け入れられている証左でもあります。

また日常からできる「自分で脳を整える方法」は、脳が持ちやすい「くせ」に流されないこと、マインドフルネスや認知行動療法などを通して身体の不調と「うまく付き合う」すべをお伝えしました。

脳は変えられます。普段から、この二つを実践することで、身体の不調を改善させ、健康体をつくる近道になることを願います。
身体の健康を、脳を含めて癒やすことで実現していくこと、それが「脳を整える」医療であり、世界でワンランク上の健康法なのです。世界で起きているこの変革を、皆さんと共有できたのなら幸いです。
身体の不調に悩んでいる、苦しんでいる方たちにとって、本書が少しでも希望を見いだすきっかけになればと思います。

最後に、本書の出版にあたり、いつもしなやかで寛大な対応をしてくださった編集者の松尾信吾さん、そしてお世話になったすべての方々に、この場を借りて感謝申し上げます。

久賀谷 亮

久賀谷　亮 くがや・あきら

医師（日・米医師免許）／医学博士。

イェール大学医学部精神神経科卒業。アメリカ神経精神医学会認定医。アメリカ精神医学会会員。

日本で臨床および精神薬理の研究に取り組んだあと、イェール大学で先端脳科学研究に携わり、臨床医としてアメリカ屈指の精神医療の現場に8年間にわたり従事する。そのほか、ロングビーチ・メンタルクリニック常勤医、ハーバーUCLA非常勤医など。

2010年、ロサンゼルスにて「TransHope Medical（くがや　こころのクリニック）」を開業。同院長として、「通常」および「ディープTMS」を用いた幅広いTMS磁気治療や、マインドフルネス認知療法などを組み合わせた診療を展開中。薬物療法に偏らない医療を目指している。臨床医として日米で25年以上のキャリアをもつ。

脳科学や薬物療法の研究分野では、2年連続で「Lustman Award」（イェール大学精神医学関連の学術賞）、「NARSAD Young Investigator Grant」（神経生物学の優秀若手研究者向け賞）を受賞。主著・共著合わせて50以上の論文があるほか、学会発表も多数。趣味はトライアスロン。

著書『世界のエリートがやっている　最高の休息法』（ダイヤモンド社）がベストセラーとなった。

◆「TransHope Medical（くがや こころのクリニック）」
https://www.thmedical.org/
◆ Facebook
https://www.facebook.com/THMedicalClinic

TMS磁気治療、マインドフルネス・コーチング、遠隔医療サービスのご相談はこちら
moment@thmedical.org

朝日新書
656
脳《のう》から身体《からだ》を治《なお》す
世界のエリートは知っている最高の健康法
2018年2月28日第1刷発行
著者　久賀谷 亮
発行者　友澤和子
カバーデザイン　アンスガー・フォルマー　田嶋佳子
印刷所　凸版印刷株式会社
発行所　朝日新聞出版
〒104-8011　東京都中央区築地5-3-2
電話　03-5541-8832（編集）
03-5540-7793（販売）

Published in Japan by Asahi Shimbun Publications Inc.
ISBN 978-4-02-273756-4
定価はカバーに表示してあります。
落丁・乱丁の場合は弊社業務部（電話03-5540-7800）へご連絡ください。
送料弊社負担にてお取り替えいたします。

朝日新書

経済と国民
フリードリヒ・リストに学ぶ

中野剛志

日本経済を覆う閉そく感に問う——なぜ、自由貿易というドグマは、かくも強い影響力を行使できるのか。19世紀のドイツの政治経済学者フリードリヒ・リストの理論をひき、「国民経済学」の本質を明らかにしながら、経済成長の原動力を問う渾身の書き下ろし！

底辺への競争
格差放置社会ニッポンの末路

山田昌弘

今の日本で繰り広げられているのは「底辺に転落しないための競争」である。著者による『パラサイト・シングルの時代』（ちくま新書）から約20年。アラフォーになったパラサイト・シングルの実情を通し、格差社会の過酷な現実を明らかにする。

もの言えぬ時代
戦争・アメリカ・共謀罪

内田 樹
加藤陽子
高村 薫
半藤一利
三浦瑠麗 ほか

いま「この国のかたち」が大きく変わろうとしている。共謀罪によって「監視社会」「密告社会」は本当に到来するのか？ 「右傾化」を押しとどめることはできるのか？ 朝日新聞大型連載『問う「共謀罪」』から一流論客たちの提言を、再取材のうえ収録！

漂流女子
にんしんSOS東京の相談現場から

中島かおり

誰にも言えない妊娠を相談する窓口にんしんSOS東京。そこに寄せられるSOSは、ほとんどが若年妊婦からだ。虐待を受け孤立する女性、風俗で働く女性、SNSの出会いに居場所を探す女性。孤独な若者が抱える現代社会の闇を浮き彫りにする。

朝日新書

阿久悠と松本隆

中川右介

「また逢う日まで」「UFO」「勝手にしやがれ」「ルビーの指環」「赤いスイートピー」――日本の大衆が最も豊かだった昭和後期。「うた」で時代を完全に支配した不世出の作詞家2人を主人公に、あの時代の残響と1億人の集合無意識を描ききる力作評伝。

消費低迷と日本経済

小野善康

雇用条件の悪化、格差、国債累積……、現代の日本が抱える深刻な問題の根源は、すべて「人々が消費をしないこと」にある。株価や地価が高騰する一方で、なぜ私たちは豊かになれないのか。成熟社会が陥った罠をすべて解き明かす革新的論考。

隠れ疲労
休んでも取れないグッタリ感の正体

梶本修身

休んでも取れない疲労感は、自律神経の疲れが原因。気が張ると一瞬忘れるが、放置していては健康があぶない。食事、睡眠、仕事の段取り、オフの過ごし方――ちょっとした心掛けでグッタリからスッキリへ。疲労医学の専門家が正しい回復法を伝授。

中高年シングルが日本を動かす
人口激減社会の消費と行動

三浦　展

中高年の単身世帯が増え続ける日本。人口が激減するなか、「中高年シングル」の消費動向は、トレンドをつかむうえで欠かせない。ライフスタイルはどのように変わるのか。消費社会マーケティングの第一人者が提言。

おそろしいビッグデータ
超類型化AI社会のリスク

山本龍彦

いまや、ビッグデータ時代。ネットショッピングからニュースの閲覧履歴まで、個人特定のリスクが知らぬ間に悪用される世の中だ。個人情報漏えいよりも恐ろしい、第三者による「プロファイリング(個人分析)」がもたらす「超類型化社会」への問題提起。

朝日新書

児童虐待から考える
社会は家族に何を強いてきたか

杉山 春

年間10万件を突破し、児童虐待は増え続けている。困窮の中で孤立した家族が営む、救いのない生活。そこで失われていく幼い命を、なぜ私たちの社会は救うことができないのか？　家族規範の変容を追いながら、悲劇を防ぐ手だてを模索する。

南北朝
日本史上初の全国的大乱の幕開け

林屋辰三郎

裏切りあり、骨肉の争いありと、約半世紀にわたり繰り広げられた南北朝の争乱。かつてない大乱の全体像と、当時を生きた人物の息づかいまでもが、手に取るようにわかる。「南北朝」入門書の決定版であり、日本中世史の名著が奇跡の復刻。

核と戦争のリスク
北朝鮮・アメリカ・日本・中国 動乱の世界情勢を読む

藪中三十二
佐藤 優

北朝鮮の挑発に翻弄される国際社会。激化するトランプと金正恩の言葉の応酬から戦争に発展するリスクはないのか。日本と韓国の核武装化はあるのか。中国、ロシアなど各国の思惑が錯綜し、緊迫する国際情勢を外交のプロが徹底討論。

小沢一郎の権力論

小塚かおる

「驕る安倍政権は必ず転ぶ！」。自民党から2度政権を奪い、一方では国家権力と対峙せざるを得なかった小沢一郎が、田中角栄時代から知り尽くす権力の「魔性」をすべて語る。「日刊ゲンダイ」記者が「剛腕」の胸の内を聞き出した！

京都ぎらい 官能篇

井上章一

あの古都は、まだとんでもない知られざる歴史を秘めている。千年「みやこ」であり続けた秘密は「京おんな」。その力で権力者をからめとってきた朝廷の手法は今にも脈々と伝わる。女性を磨いて舞台装置とする京都。日本史の見方が一変する一冊！

弁護士の格差

秋山謙一郎

依頼金の「持ち逃げ」や「事件放置」、先方と勝手に「和解」!? こんなセンセイに頼んではいけない！ 弁護士の数が増えすぎて質が低下した法曹界の実情を、複数の実名弁護士が豊富な事例で証言。弁護士の選び方からアディーレ事件の本質まで詳述。

甘いもの中毒
私たちを蝕む「マイルド・ドラッグ」の正体

宗田哲男

なぜ、ついつい甘いものやごはんが欲しくなってしまうのか？ その謎を解きつつ、人間の成り立ちをふまえた甘さ（糖質）との上手な付き合い方を伝授する。食べ過ぎを意思の力でなんとかしようとしない、今日からはじめられる糖質制限の入門書。

セブン-イレブン 金の法則
ヒット商品は「ど真ん中」をねらえ

吉岡秀子

モノが売れないといわれる時代に、最高益を更新し続けるセブン-イレブン。商品開発の舞台裏を、担当者・関係者の証言を追いながら描くドキュメント。年間約10億杯を売る100円コーヒーから、PB「セブンプレミアム」まで徹底取材。

おひとりさまvs.ひとりの哲学

山折哲雄
上野千鶴子

「おひとりさま」シリーズの社会学者・上野千鶴子さんと『「ひとり」の哲学』（新潮選書）の宗教学者・山折哲雄さんが、老いの果ての死を徹底対談。さまざまな最期の迎え方の中から何を、どう選ぶのか。男の理想と女の現実的思考がぶつかりあう。

老前破産
年金支給70歳時代のお金サバイバル

荻原博子

ローンが終わらない、子どもの将来が見えない、残業カットに増税、年金支給は先送り――「65歳まで働けば大丈夫」「家を売れば老人ホームに入れる」などの従来の〝常識〟はもう通用しない。やってみれば怖くない、家計立て直しのすべて。